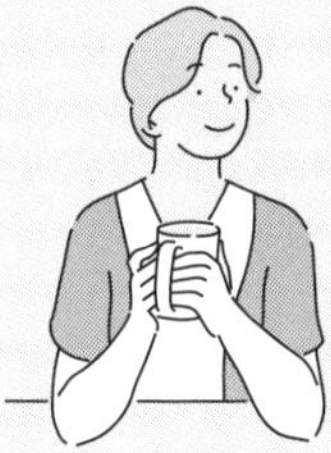

オートファジーで
細胞からととのう

3days 断食 FASTING

鶴見隆史〔著〕

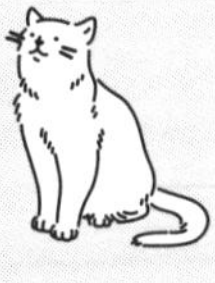

評言社

まえがき

新型コロナウイルスに感染する人・しない人、感染して発症する人・発症しない人、発症して重症化する人・軽症ですむ人……なぜこんなにも個体差があるのでしょうか。その答えは簡単です。これらの違いは、免疫がしっかり働いているかどうかによるのです。ウイルス感染だけでなく、がんや難病についても同じことがいえます。

本書のテーマは「断食」ですが、じつは断食は免疫に大きく影響を及ぼします。断食や極少食によって、体にプラスになる多種多様な生理反応が起きてくるのです。そして、今、世界の最先端の医学・生理学の分野で注目されているのは、断食が病気治療や長寿に大きな効果があるという事実が数多く確認されていることです。

そこで私は、これらの事実に焦点を当てるとともに、これまで医療現場で患者さんに指導してきた断食の実際と効果を明らかにし、病気診断＝薬の処方という対症療法的な医療から脱却し（この方法ではいつまでも病気は治らない）、断食と食養生によって、がんを含む多くの生活習慣病が改善し、治っていくことを知っていただきたいと思いました。また、事実だけでなく、どうしてそのようなことがいえるのかということ——人体での作用を含めた原理なども解説することにしました。

本書を書き進めている過程で、断食に関係する内外のさまざまな情報を入手することができました。お陰で、古い文献などを寄せ集めたものではなく、最先端医療における断食の意義や効能もしっかり説明することができているので、現代の西洋医療偏重の世の中にあって、大きな光明を見出すことになったのではないかと自負しています。

結論としていえることは、断食は健康保持や病気治療の第一歩として行うべきものであり、病気を治し、さまざまな症状を除去する最良の方法であるということです。

コロナ禍で世の中は誰もが右往左往していますが、このような時代こそ、自分の体内を一度リセットしてみてはどうでしょうか。ときどきの3days断食は、おおいに健康に寄与することを約束します。本文で詳しく解説しますが、「水だけ断食」を3～4日やるだけでも、次のよいことが起こります。

- ●オートファジーが働き、細胞の蘇生を促進する
- ●NK細胞などが活性化し免疫がしっかり機能する
- ●生活習慣病はじめ多くの病気や症状が治る
- ●病気にならなくなり、寿命が延びる（サーチュイン遺伝子のスイッチが入る）

断食というと、東洋的で修行的なもの、というイメージが湧きますが、視線をアメリカに転じてみると、アメリカではいまや相当数の「断食センター」が存在します。そのすべての断食センターが経営的に好調だと聞きます。よほど需要があるからでしょう。断食は、アメリカ人の多くが期待する「健康法・治療法」になってきているのです。

アメリカで最大規模の断食センターは、サンフランシスコにある「TrueNorth Health Center」です。ここは200人も入所でき、スタッフが何十人もいる巨大断食センターです。がんや慢性病などの病気で困っている人、肥満をなんとかしたい人は、このセンターに入所し、長期間断食を実行しています。その結果、ほとんどの人が治癒し、退院していくというのです。多くのがん患者もです。

同センターからのレポートですが、水だけ断食によって重症の疾病が治ったという典型的な例を紹介します。

「スージーは42歳。交通事故でとても酷い頸椎損傷を生じた。その後、手足は痺れ、首の痛みは極限、頭痛はもの凄くて24時間毎日続く。手術ができる部位ではない。薬は効かない。

彼女はTrueNorth Health Centerへの入所を決意した。そこでは断食の講義を受けた後、ウォーターオンリーファスティング（水だけ断食）を実行した。その断食を彼女は症状が消えるまで続けた。スージーの断食は、なんと42日間。これは、この施設でも珍しい記録的なロングファスティングとなった。しかし、その結果は素晴らしいものだった。すべての症状がなくなり、病気は治癒した」

新型コロナウイルスと似た感染症に1918年のスペイン風邪があります。世界人口20億人の時代に、なんと4500万人が亡くなったのだから、このスペイン風邪がいかに猛威をふるったかがわかります。熱が出て肺炎になり、そして命を落としていったのです。

このスペイン風邪もコロナウイルスに似たウイルス（H1N1亜型インフルエンザウイルス）と判明しています。そんな時、ある神学校の牧師は、スペイン風邪にかかった90人の肺炎の信者を集め、4日間の水だけ断食を実行しました。4日後には全員が平熱になり、その後はヴィーガン（完全なベジタリアンで動物性タンパク質抜き）の食事で完治したのです（詳細は本文で紹介）。

このような実例を見ていくと、「3日間の断食で体の不調の9割は解決！」という表現がオーバーでないことがわかります。

近年、アメリカの医師たちにも変化が見られるようになりました。2000年を過ぎた頃からクスリ一辺倒をやめ、サプリメントを使用する医師が増えました。１９９５年に医療分野でサプリメントが解禁されたこともありますが、なんといっても薬の副作用があまりに酷く、訴訟が後を絶たないことが要因としてありました。そこで医師たちは、副作用の少ないサプリメントに切り替え始めたのです。そして２０１７年以降、彼らの合言葉は「ファスティングとヴィーガンと酵素」だそうです。

２０１６年秋にノーベル生理学・医学賞を受賞したのは、日本人の大隅良典氏でした。大隅氏の研究テーマは『オートファジーの解明』。オートファジーは本文で詳述しますが、「16時間水だけ断食をすると、壊れた体のタンパク質や細胞が修復され蘇る」というものです。

この受賞は、断食を推奨してきたグループ（たとえばナチュラル・ハイジーン＝Natural Hygiene １８３０年代にアメリカで始まった健康と栄養に関する運動）などに大きな勇気を与えました。自分たちの活動への自信が、確信に変わったのです。私もそうでした。

ナチュラル・ハイジーンのグループは、たとえオートファジーが働いても16時間ではたいした修復はしないから、最低48時間つまり2日間、できれば72時間（３日間）のウォーターオンリーファスティングが理想的だといっています。

このように、最先端科学の知見からも、断食は病気を治すための最重要事項と認められつつあるのです。

しかしながら、経験のない人にとっては、断食を実行することは不安で大変なことかもしれません。ただ、3日間程度水しか飲まないことは、誰でもすぐに可能です。栄養失調になることもなく疾病発症のリスクもありません。そして、4日目以降にはいろんな症状がとれて、病気は快方に向かっていきます。軽症な疾病ならば治ります。クスリは一切不要です。ぜひ一度やってみてください。

読者の皆さんには、本書を虚心坦懐に読んでいただき、病気直しや健康保持に積極的に断食を活用していただきたいと思います。

2021年11月

鶴見 隆史

CONTENTS◎

オートファジーで細胞からととのう
3days断食

第3章 断食しても体力は大丈夫?
――エネルギー代謝の原理を知っておこう―― 103

第5章 がん治療と断食 ――転移や末期でもなぜ治っていくのか？ 187

第6章 病気になる食べ物 健康になる食べ物
——体は食べたものでつくられている

第1章

カラダを気づかう人はやっている！

——世界中で報告されている断食の効用

日本人の平均寿命は年々少しずつ延びています。その一方で健康寿命（平均寿命から寝たきりや認知症など介護状態の期間を差し引いた期間。日本は欧米に比べて介護状態が6年長いとされている）はどうでしょうか？　２０１９年の平均寿命は、男性が81・41歳、女性が87・45歳。ところが健康寿命となると、男性72歳、女性が74歳。つまり、男女とも亡くなるまでの10～13年は、死んだも同然の状態（呆けて寝たきりなど）で生きている人が多いということです。

健康に不安を抱えているのは、お年寄りばかりではありません。最近の日本人は、生活習慣病やがんなどの疾患を抱える人の割合が増えてきています。深刻な病気には至らなくても、多くの人が生活習慣病を抱え、肩こりや腰痛、冷え性や便秘など、何らかの体の不調に悩まされています。

01 少食は健康の元、過食は病気の元

昔に比べて健康に関する情報は増え、現代人の健康意識は非常に高まっているはずなのに、なぜここまで多くの人が病気や体調不良に悩まされているのでしょうか。

結論からいうと、それは、過食・美食・飽食が病気につながるということを知らないからなのです。

明治以来の（主として西洋）医学では、病気を治すためには十分な栄養が必要という考えのもと、病人には、とにかく食べて栄養をつけることをすすめてきました。結核を患った正岡子規（俳人）も、驚くほど大量の食事を摂っていたようで、そのあげく、35歳の若さで亡くなってしまいました。一汁一菜という少食だった子規の母親と妹は、健康かつ長命でしたから皮肉です。

「心身統一法」で有名な中村天風先生[※1]は、粟粒結核という致死率100％の病気になり、

※1　中村天風：1876〜1968。結核を機にヒマラヤに行き、帰国後ヨガ行者となる。戦後、天風会を創始し、心身統一法を広めた思想家。

絶望のあまり死を覚悟してヒマラヤに行きました。ところが、そこで運命の出来事がありました。

ヨガの聖者カリアッパ師に出会ったのです。そしてカリアッパ師の住む村に行き、少食に徹した生活を続けたところ、奇跡的に完治したのです。先生は日本に帰国し、ヒマラヤで習得したこと（おもにヨガの教え）を多くの人々に伝えたことから有名になりました。

このように致死的な病気ですら、断食や極少食は、完治の可能性のある医療行為だということがよくわかります。

近年、健康意識の高い人の間では、少食への理解が進み、有名なところでは水谷豊さんやタモリさん、ビートたけしさんなど、一日一食を実践している芸能人もいます。欧米のセレブは、かなりの人が断食をしてヴィーガン（完全なベジタリアンのこと）をやっているのです。

「医学の父」あるいは「医聖」とか「医学の祖」といわれたギリシャ人、ヒポクラテス（紀元前460～370年頃）は、医学を原始的な迷信や呪術から切り離し、臨床と観察を重んじる経験科学へと発展させました。

彼の『誓い』と題した文章は、『ヒポクラテスの誓い』として全集になり、今日も受け継がれています。

その中でヒポクラテスは、「病気は食事や環境、生活習慣によるもの」と唱え、自然治癒力を高めることが必要とし、休息安静にして食事を適切にすべきと述べたのです。まさに医聖の教えですね。

ところが20世紀の医学（現代医学）は、このヒポクラテスの教えとは正反対の対症療法を主とするやり方になり、「病気はクスリで治す」ことが基本になってしまいました。

冒頭でも述べたように、食べ過ぎはあらゆる病気の元になります。少食かつ酵素食こそが長生きの秘訣です。過食を続けた結果、何が起こるでしょうか。

- **強い消化不良**
- **腸の腐敗**
- **アンモニア群（アミン類）の増多**
- **微小循環の不良**
- **活性酸素の発生**
- **免疫機能低下**

過食を続けると消化力が衰えてきます。その後、腸内が腐敗し免疫が低下し、病気になります。その理由は、1日につくられる人間の酵素生産能力が一定と決まっているからです。過食は酵素を消化のみに消費してしまい、代謝が不調になっていくのです。

■サルの実験で明らかになったこと

米国ウィスコンシン大学の実験で、アカゲザルを、①普通の餌を与えたグループ、②ビタミンなどの栄養は落とさず、カロリーだけを30％制限したグループに分け、比較検討をしました。その結果、①は白髪が生え、深いしわが刻まれ、著しい老化の様相を呈しました。背中も曲がっています。②はスリムで動きがよく、しわは見られません。

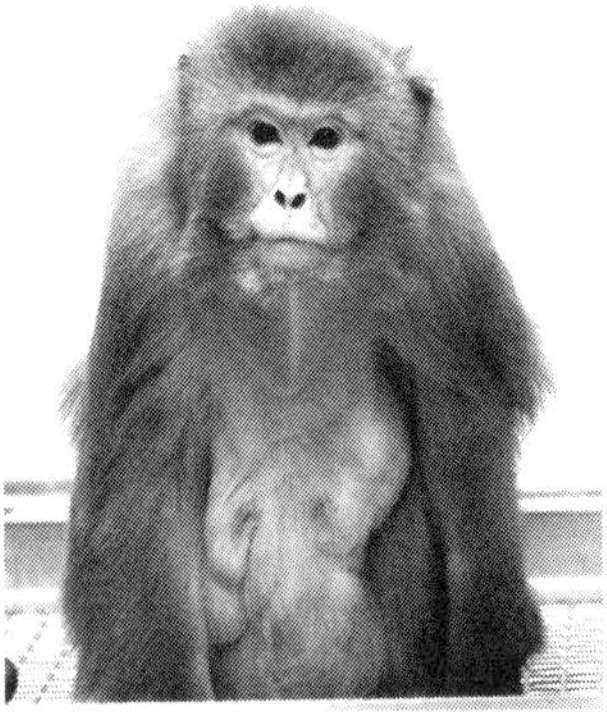

①普通に餌を与えたグループ

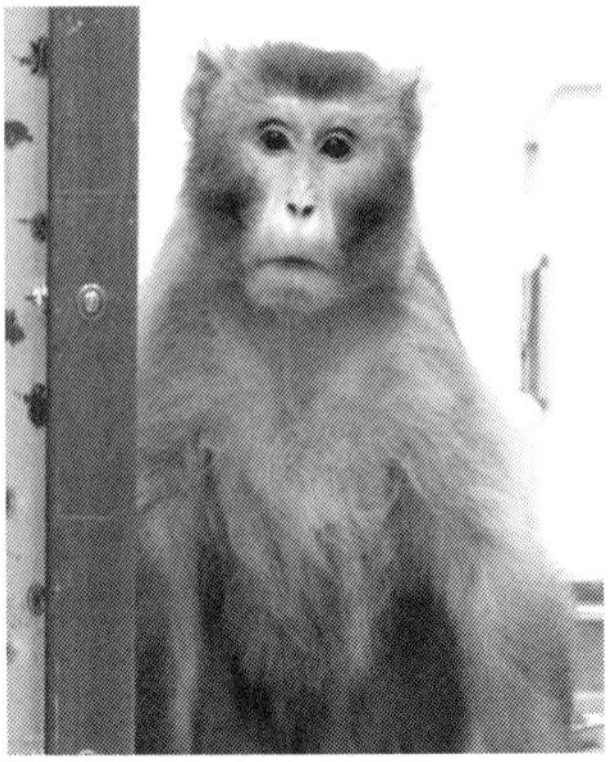

②栄養は落とさず、カロリーだけを30％制限したグループ

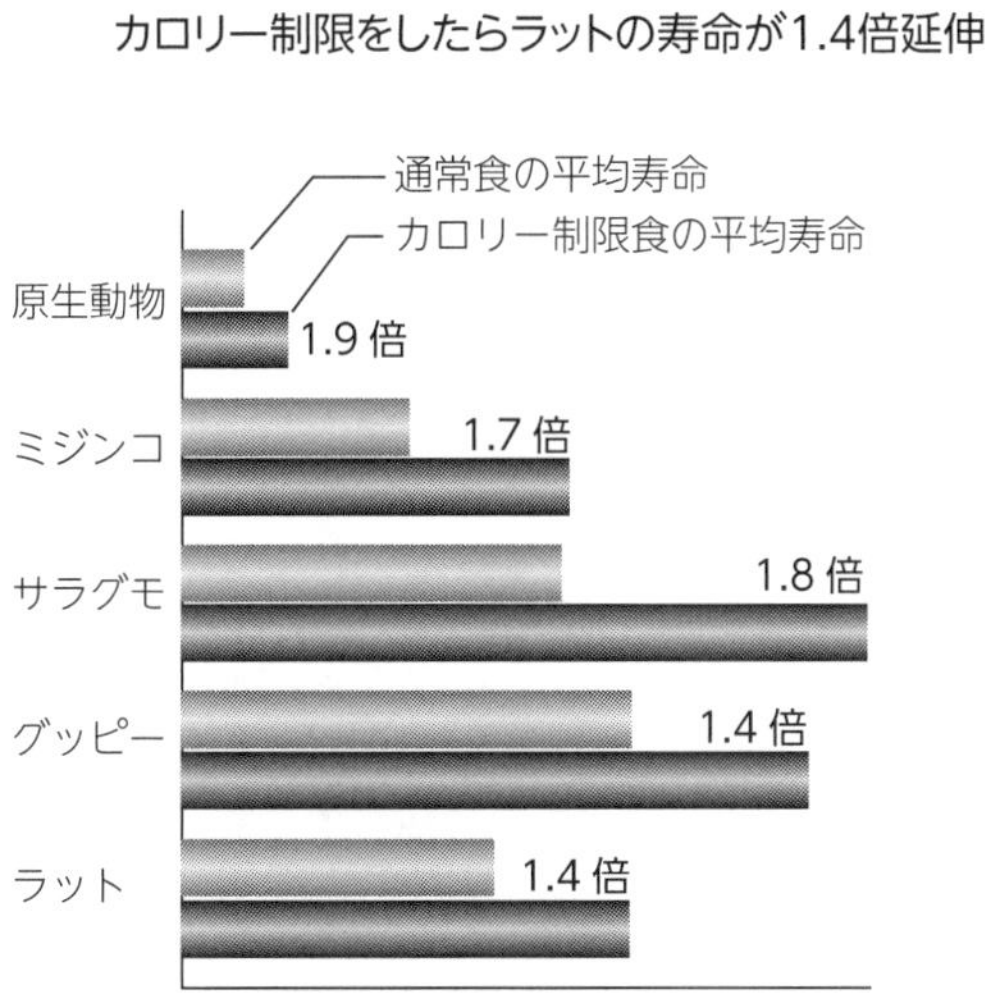

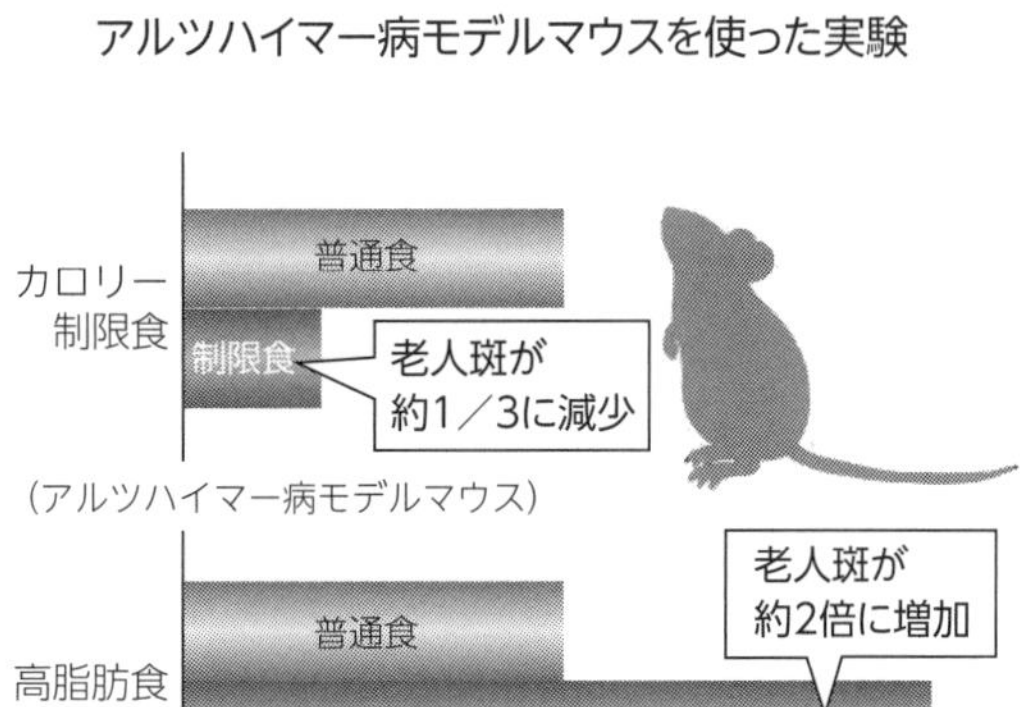

出典：『白澤卓二式 100歳まで元気でボケない生き方』白澤卓二編著、宝島社

また、ある動物実験では、カロリー制限をしたほうが寿命が1・4倍（ラットの場合）も伸びたという結果が報告されています。ほかにも、マウスを使ったアルツハイマー病に関する実験では、普通の食事からカロリー制限をしたマウスは、以前よりも老人斑が3分の1に減少し、逆に普通の食事から高脂肪食にすると、老人斑が2倍にふえたのです。

第2章で詳しく解説しますが、カロリー制限をするとサーチュイン遺伝子（長寿遺伝子）が活性化します。それにより活性酸素が減少、若返りホルモン濃度が高まり、しみ・しわが減少、元気になり、病気になりにくくなります。

反対に、過食は消化不良を起こし、腸内腐敗⬇あらゆる症状、あらゆる病気を産生していくのです。

そこで3～5日間ショート断食を行うと、サーチュイン遺伝子のスイッチが入り、酵素が温存されることから、体をリセットするのに最適なのです。

02
「負の栄養学」とは何か

現代の栄養学で教えていることの多くは、食物を体に摂り入れることばかりでした。体内に摂り入れすぎて病気が起こるなどということは、長い間誰も考えなかったようです。

近年になると、体内に栄養を入れ過ぎるとさまざまな病気が起こることが、科学的に証明され知られるようになってきました。

たとえば「悪玉アディポサイトカイン」という存在があります。アディポサイトカインはホルモンに近い物質ですが、悪玉アディポサイトカインは脂肪細胞から出現し、いろいろな病気をつくる物質と判明し、発表されたのが１９９６年頃です。悪玉アディポサイトカインの発見によって、脂肪太りの人は病気になりやすいことがわかりました。

脂肪太りになるとさまざまな体によくない物質が分泌されて、それが病気の因子になっていきます。たとえば、ＴＮＦ－αが多く出ると糖尿病になるし、ＰＡＩ－１が多く出ると血栓が飛び、脳梗塞や心筋梗塞の原因になります。さらに、アンギオテンシノーゲンは高血圧、ＩＬ－６は白血病やがんの因子となります。脂肪太りの人はこうした物質を産生しやすいのです。

このように脂肪細胞が多い人ほどさまざまな病気に結びつく因子を抱えているのです。肥満の原因は飽食、過食、美食、ダラダラ食いです。つまり栄養の入れ過ぎです。「正の栄養学」とは体内に栄養を入れることです。われわれが今後必要とするのは「負の栄養学」＝「断食」です。

現代人は、体内に栄養を入れることばかりに意識が向いていました。真に必要なことは、断食を実行し、ヴィーガンでしばらく生活することです。栄養を入れすぎて起こった病気に、クスリという薬毒（薬には必ず副作用がある）を入れても病気がよくなるはずがありません。体の細胞と組織が太り、その太った脂肪細胞自体が火薬庫のような病気の大元であるならば、外から毒的なクスリなどを入れてもかえって悪くなるばかりで、何の役にも立たないことは火を見るよりも明らかです。

このような脂肪太りで起こった病気には、「（毒素を）抜く」という作業こそ大切なのです。つまりは断食です。負の栄養学を行ってよくなった人は数限りなくいますが、次のルイジ・コルナロもその一人です。

03
ルイジ・コルナロの極少食（半断食）の成果

ルイジ・コルナロは１４６４年にイタリアで生まれ、１５６６年に１０２歳で亡くなったイタリア人貴族で、ヴェネツィア共和国パドヴァ市の行政長官を務めていました。

若い時はものすごい食いしん坊で、暴飲暴食の毎日でした。そのせいで30代でいくつもの生活習慣病を患い、40代で生死の境をさまようほどの症状が出現するようになりました。微熱が続き、全身の節々が痛み関節痛が激化、頭痛、めまい、胃腸の疾患、その後起こった痛風による足先の激痛、のどはカラカラに乾き、しまいには生きている気すらしなくなるほどになりました。このような症状はコルナロが45歳になるまで続きました。

当時の病院は今のような検査機器はなく、症状による対処しかありません。信頼できる医師に相談したところ、「次の方法でのみ改善するかもしれない」といわれました。その方法とは「食を著しく節すること」でした。

そこでコルナロは、人生の盛りで死にたくないと思い、強い意思をもって「極少食（半断食）」を実行しました。極端に食事を減らした極少食を実行してみたところ、症状が少しずつ消えていくことに気づきました。そして、そのうちほとんどの症状がなくなったのです。1年後には、激痛も関節痛も微熱もめまいも何もかもが、一切消えてしまっていたのでした。

そこでコルナロは「極少食の効果」について真剣に考え始めます。そして、普通の食生活に戻ってからも、ときどき極少食（半断食）を取り入れ、体調を元に戻すようにします。

70歳の時、乗っていた馬車が転倒し引きずられて全身打撲を負います。かなりひどい状態だったようで、医師は4～5日の命と診断したほどでした。

しかしコルナロは、手足の折れた所の固定とマッサージを行い、あとは極少食に徹したのです。すると、症状はみるみる改善し、数か月で完治したのです。

その後コルナロは、少し食事を増やしてみました。そうしたらまたまた悪い症状に見舞われました。そこで再び極少食に戻したところ、またもや楽になり、そのうち完治してしまいました。

コルナロは、著書『無病法　極少食の威力』（中倉玄喜編訳・解説、PHP研究所）で以上のようなことを書いており、その成果は、当時としては驚異的な長寿である102歳まで元気に生きたということからもわかります。これをもってしても、極少食（半断食）がどれほど効果的かと考えさせられます。

04
断食やヴィーガンをやっている有名人

ときどき断食をしたり、日頃ヴィーガン（動物性タンパク質を摂らない菜食主義）で生活している有名人を次ページに挙げてみました。

この中からセルビア人のノバク・ジョコヴィッチ選手を取り上げてみましょう。

２０２１年の全仏オープンでも優勝し、ダブルグランドスラムを達成しました。世界トップのプロテニスプレーヤーである彼はグルテンフリー（グルテン：小麦などに含まれるタンパク質と水が結合したものでアレルギーを起こす物質の一つ）の食生活をしていることで知られていますが、基本的にはヴィーガンであり、ときどき断食を行っています。

世界トップのアスリートですから、さぞ高栄養価のあるものばかり食べているのではないかと想像しますが、事実は真逆でした。ヴィーガンでかつ断食をしていても疲れ知らずの体力があるのです。

日本では片岡鶴太郎、小藪千豊、紀里谷和明、加藤綾子、市川海老蔵、ＧＡＣＫＴらが断食をしていることで有名です。

で生活している有名人

- カール・ルイス（陸上競技選手・1961年7月1日生）
- マルチナ・ナブラチロワ（プロテニスプレイヤー・1956年10月18日生）
- マドンナ（歌手・1958年8月16日生）
- マイク・ピアッツァ（元大リーガー・1968年9月4日生）
- ホイットニー・ヒューストン（歌手・1963年8月9日生、2012年、コカインによる心臓発作で溺死）
- レオナルド・ディカプリオ（俳優・1974年11月11日生）
- ヘザー・ミルズ（モデル、ポール・マッカートニーの元妻・1968年1月12日生）
- トム・クルーズ（俳優・1962年7月3日生）
- ブラッド・ピット（俳優・1963年12月18日生）
- トニー・ゴンザレス（元アメフトのスーパースター・1976年2月27日生）
- ポーシャ・デ・ロッシ（女優・1973年1月31日生）
- アリシア・キーズ（歌手・1981年1月25日生）
- ノバク・ジョコヴィッチ（プロテニスプレーヤー・1987年5月22日生）
- エリック・アダムス（ブルックリン区長・1960年9月1日生・プラントベース栄養学治療を実現させた人）
- クリス・ウォーク（ベストセラー『Chris Beat Cancer』の著者・1977年生 自らの大腸がんを自然食で克服）

日頃ヴィーガン（動物性タンパク質を摂らない菜食主義）

- エリザベス2世（イギリス女王・1926年4月21日生）
- ポール・マッカートニー（歌手・1942年6月18日生）
- クリント・イーストウッド（俳優・1930年5月31日生）
- アンソニー・ホプキンス（俳優・1937年12月31日生）
- ビル・クリントン（元アメリカ大統領・1946年8月19日生）
- スティービー・ワンダー（歌手・1950年5月13日生）
- 中曽根康弘（元首相・故人1918年5月27日生、2019年101歳で逝去）
- ミック・ジャガー（歌手・1943年7月26日生）
- ボブ・ディラン（歌手・1941年5月24日生）
- リンゴ・スター（歌手・1940年7月7日生）
- ダスティン・ホフマン（俳優・1937年8月8日生）
- リチャード・ギア（俳優・1949年8月31日生）
- ビル・ゲイツ（実業家・1955年10月28日生）
- ジョン・レノン（歌手・故人1940年10月9日生、1980年に暗殺）
- アル・ゴア（元アメリカ副大統領・1948年3月31日生）
- ジェームズ・キャメロン（映画監督・1954年8月16日生）
- ジョン・ロビンズ（自然食療法運動活動家・1947年10月26日生）
- ジョン・マッキー（ホールフーズ・マーケット創始者・1953年8月15日生）
- デミ・ムーア（女優・1962年11月11日生）

歴史上の人物では、レオナルド・ダ・ヴィンチ、ガンジー、ダーウィン、ピタゴラス、プラトン、中村天風など。悪名高いデビット・ロックフェラー（1915年～2015年）もヴィーガンでした。そのお陰で100歳と10か月も生きました。

第3章で詳しく紹介しますが、俳優の榎木孝明さんは30日間水だけの断食を行いましたが、体力が衰えるどころか、すべての点で体調はすこぶる改善しました。

このように、断食がさまざまなメリットがあることを知っている有名人は、ときどき自分の体をリセットするために断食を行っているのです。

断食は、「健康」「若さ」「長寿」の三つを実現します。なぜこれらが期待できるのでしょうか？

それをこれから紐解いていきます。

05
断食は「メスのいらない手術」

日本には古くから「腹八分に医者いらず」ということわざがあります。しかしこれは、一汁一菜が食生活の基本であった江戸時代までの話で、現代の高カロリーな食事であれば、腹八分まで食べていいのは20代まで。30〜40代になったら腹七分、50〜60代になら腹六分、70代以上は腹五分が適量です。これが生涯健康を維持するための正しい食べ方なのです。

こうした食習慣の改善を進めるために、私がおすすめしているのが「ときどき断食」です。特に、月に一度の「3days断食」はとても有効です。

断食というと、宗教儀式や特別な修行をイメージする人も多いことでしょう。しかし、断食の本質は、全身の細胞の汚れを大掃除して、元気な細胞に生まれ変わるための唯一の方法として紀元前から行われてきた健康法です。

断食＋ヴィーガンの組み合わせで治療を行うと、風邪なら簡単に治ります。また、花粉症や頭痛、腰痛、頸椎の首痛、背痛、腹痛、めまい、胃腸炎などは、痛みを取るだけでなく治癒していきますし、慢性の生活習慣病や糖尿病もほとんど治っていくから驚きます。

また、難病やがんといった深刻な病も断食治療で治ることが多いのです。

私の臨床経験では、多発性硬化症、ＳＬＥ、リウマチ、アトピー性皮膚炎、さまざまながん、間質性肺炎、気管支喘息、慢性気管支炎、片頭痛、糖尿病といった病気も、ほとんどの患者さんは完治までしています。多発性硬化症などは、西洋医療ではお手上げの病気です。しかし、その病気が完治するのです。

フランスの栄養学界では、断食を「メスのいらない手術」と呼び、病気の治療法として高く評価しています。その昔、病気がなかなか治らず困った時、断食をさせたら見事に治ったそうです。それ以来、フランスでは通常の医療で治療効果が上がらない場合は、断食治療を行うようになったといいます。

私がこの言葉を知ったのは１９７０年代でした。あるフランス人と知り合った時に教えてもらい、この言葉を好んで使い始め、早45年にもなります。

ドイツでは古くから「断食で治せなかったら医者は治せない」ということわざがあります。おそらくドイツでは、大昔から断食を治療の一環として取り入れてきたのでしょう。断食で治らなければ医者が何をやっても治らないというのは、私の症例でも明らかです。

断食は、ありとあらゆる病気を治す、古くて最先端の医療です。体に毒素を溜め込んだままの治療は無理なのです。しかし、今の西洋医療家は毒素を抜こうとはせずに、毒素の塊みたいなクスリを投与して治療にあたります。この方法では、当初はよくても後々体が破綻するのはまぬがれません。毒素という病気の原因を解決していないからです。

断食は原因そのものを除去します。断食で治らなければ、何をやっても治らないというのは、本当にそのとおりなのです。

そうはいっても、断食は一般の人には、なかなかすぐには受け入れられないでしょう。「お腹がすいたらエネルギーが出ない」と、仕事や日常生活に支障をきたすと思う人も多いことでしょう。しかし、それでも私が強く断食をすすめるのには理由があるのです。

ふつうの人が健康を維持して病気知らずになりたいなら、月に一度の「3days断食」はうってつけです。たった3日で健康を獲得できます。いやな断食……かもしれませんが、健康で病気知らずになるのなら、やらない手はありません。

古来、断食は全世界いたるところで行われていた医療法・健康法の一つでした。近年になって断食を現代医療として紹介したのは、アメリカ人医師ジョエル・ファーマンです。

ファーマンは1994年に出版した『Fasting and Eating for Health : A Medical Doctors Program for Conquering Disease』のなかで、「ファスティングは単なるダイエット目的でなく、あくまで医療としての療法である。ファスティングはあらゆる病気の治療として取り入れるべきである」と述べています。

06 ヴァルター・ロンゴ教授の発表

近年、実験で画期的なデータを発表したのは、ヴァルター・ロンゴ（アメリカ・南カリフォルニア大学教授）らです。

２００８年、ロンゴ教授らは「絶食（断食）は、正常細胞を化学療法から守る」という研究成果を発表しました。

この時は、１種類の抗がん剤を用い、同時に「絶食（断食）」をすることでがん細胞が脆弱になることを示すために、「乳がん」「悪性黒色腫」「神経膠腫」「ヒト神経芽細胞腫」を対象に、マウスで実験しました。

その結果、すべてのがんにおいて、絶食（断食）と化学療法を組み合わせた場合のほうが化学療法だけの場合よりも生存率が高く、腫瘍の成長が遅く、さらに腫瘍の転移の程度が低かったのです。

２０１０年には、乳がん、尿路がん、卵巣がんなどの患者10人を対象とした研究が行われ、化学療法の前2日間と後1日に絶食（断食）をさせたところ、化学療法の副作用が少なかったという結果が報告されました。

ロンゴ教授は「がん細胞を打ち負かす方法は、がん細胞を狙い撃ちする薬を開発することではない。絶食（断食）などで正常細胞だけがただちに順応できる極端な環境をつくり、がん細胞を混乱させるとよい」と述べています。

また「がんのマウスに絶食（断食）させたら、がん細胞はきわめて弱体化した」とも述べました。

これは画期的な研究です。何千億円も投入して開発している抗がん剤や分子標的薬よりも、単に絶食（断食）したほうが効果的だということで、製薬会社にとっては、悪夢のような研究結果であったでしょう。

ロンゴ教授の研究ではさらに、マウスに糖尿病を引き起こす化学物質を注射した後、「一度飢餓状態にしてから食事を与える」ということを3度繰り返した結果、病状に大幅な変化が見られました。断食期間を設けた後に元の生活に戻すと、すい臓の細胞が何らかの「発達再プログラミング」が機能するようになり、組織の一部が再生するというのです。そして、すい臓細胞の再生が活性化することにより、1型および2型糖尿病のマウスを救えたといいます。これは糖尿病の患者には大変な朗報です。特に1型は治療が難しいとされているので、断食の効果はヒトにおいても大いに期待できそうです。

07
断食に注目するロシア

近年、特に断食を医療に取り入れている国は、ロシアです。

ロシアにおける断食の研究は、1953年にモスクワ第1精神科診療所のユーリ・ニコラエフ医師が始めました。ニコラエフ医師は精神病患者に対し、15日間絶食(=半断食)をするよう指導しました。すると、患者の症状が大幅に改善し、なかには社会復帰した患者も出たのです。

その後、いろいろなパターンで試され、25~40日間の断食療法が有効であることがわかりました。

1995年になると、ついに断食の効果が国に認定されます。ゴリャチンスク診療所が最初の断食認定病院となり、さまざまなパターンによる断食法で治療を行うようになりました。ロシア全土では10か所の病院が断食療法を行っているとのことです。

平均断食期間は12日で、病状が重い人ほど長く断食させているとのことです。

短期、中期、長期の3段階にわたる断食法による効果は、特筆すべきものがありました。

精神病のみならずリウマチ、2型糖尿病、内分泌疾患、関節炎などで著しい効果が出現したと報告されました。

また、一般病院では満足な治療効果を得られなかったがん患者が、この診療所に来て断食を実施したら、ほとんど全例にわたり改善したのです。その症例件数は1万以上といわれています。

このロシアの断食療法は、1日に水2リットルを飲むだけというもので、これを25〜40日間もの長期にわたって行います。これほど長期間の断食が可能なのは、初めの数日は体内のブドウ糖がエネルギー源となるものの、その後は脂肪細胞からのケトン体がエネルギーになるからです（詳しくは第3章で解説します）。

また、断食後の回復食は、ジュースやスープを少しずつ摂取し、断食の期間の半分ほどの日数をかけていくそうです。これは、リバウンドを防ぐためにも有効な方法です。

08

私が初めて断食で治した病気は白血病だった

私が断食に目覚めた最初のきっかけは次のことでした。

1981年、ある人が「N市の和食店のオーナーが自分の肝臓がんを断食で治したらしい。会ってみたらどうだい？」といってくれたところから始まります。

私はN市にあるダイニング・レストランを訪れました。そのオーナーはシェフでもあり、無農薬の野菜を仕入れ、それを調理しお客様に出すことで評判のお店でした。私は運よくそのシェフ（40歳ぐらいだったでしょうか）からお話を聞くことができました。

その内容をかいつまんで紹介すると次のとおりです。

- C型肝炎が悪くなって肝臓がんになった
- 西洋医療での治療は拒否した
- 2か月間徹底的に断食した（最初の1か月間は水だけの断食）
- その後、ベジタリアンになった

●断食から3か月経った時点でCT検査をしたら、がんは消えていた
●その後も野菜中心食で元気に暮らしている

肝臓がんが断食で治ったという事実に、私は本当に驚きました。当時、私が学んだ医療では、肝臓がんは治らないと教わっていたからです。だから初めは半信半疑でした。

しかし、しばらく話をするうちに、この人のいうことは真実味を帯びていて嘘ではないと思うようになりました。そこで閃いたのは「断食で肝臓がんが治るなら、何でも治るに違いない」ということでした。

このことが、私の医療の原点となりました。私は小学校の頃ひどい喘息持ちでしたが、生キャベツをたくさん食べてよくなった経験がありました。その時から「悪い食事は病気になり、良い食事は病気を治す」と思って医者になったのです。

断食で肝臓がんが治ったという事実には、私は本当にスムーズにうなずくことができました。それからというもの、私は根本から病気を治したい患者さんには、断食を指導するようにしています。以後40年間、私の治療の基本は断食といっても過言ではありません。

1986年、ある患者さんが私のクリニックにやってきました。急性骨髄性白血病でした。とある市の最も大きな病院に入院していたのですが、抗がん剤でよくなるどころか悪化、しかも脳にカビ（白癬菌）が生えたため、今度は抗カビ剤点滴。このカビは抗がん剤の副作用でした。

あまりにひどい副作用に嫌気がさして、「これでは殺される」と思い自主退院。途方に暮れていた時、友人から私のクリニックを紹介され受診したのでした。

私が指示したのは、WコースとUコースとOコース（断食のコースについては巻末で紹介）の過酷な断食でした。患者さんはその断食メニューを守りがんばりました。そうすると日に日に改善して、半年後には寛解《かんかい》しました。

後に、彼女は夫の転勤で遠い所に行ってしまいました。ところが2018年冬、クリニックにその患者さんから電話がかかってきました。

「30年ぶりです。懐かしいです」と患者さん。

「30年間、白血病は大丈夫だったのですか？」と私が聞くと、

「一度も病院に行っていませんからわからないですが、ピンピンしています」とのことでした。

このように、白血病でも断食をしっかりやると治っていくのです（ただし、これはあくまで急性骨髄性白血病の場合です。急性リンパ性白血病と慢性骨髄性白血病には断食は無効です）。

09 野生のライオンは一度食事をしたら8日間絶食する

日本のとある動物園は、飼っているライオンが短命で困っていました。そこで、アフリカの野生ライオンの生態を調査してみたところ、ある事実に気づきました。アフリカの大草原に棲んでいる野生ライオンは、獲物のキリンやシマウマを食べたら、なんと8日間は絶食しているのでした。

その動物園ではライオンに毎日餌を与えていました。だから短命なのだと動物園の人は気づいたのです。そこで野生のライオンに見習って、一度餌を与えたら8日間絶食させ、9日目に餌を与えることを繰り返すようにしたのです。すると動物園のライオンは大変長命になったのでした。

人間は1日3度も食事を摂りますが、特に中高年はどう考えても食べ過ぎです。ライオンのようなサイクルは無理としても、①1週間に1日断食、②1か月に3日間断食、③2か月に4～5日間断食、などを行うとよいと思います。

ちなみに野生のライオンは肉食動物を襲わないし、万一ケンカをして殺したりしても、絶対に肉食動物は食べません。ライオンやヒョウ、チータ、トラといった肉食動物は、草食動物しか襲わないし食べないのです。

一般に彼らの餌はキリンかシマウマかウサギです。もし、毎日キリンやシマウマなどを襲って食べていたら、ライオンはすぐに絶滅することでしょう。食べるものがいなくなるからです。いったんそれらを食べたら、8日間も9日間も食べない期間を設けないと、自分たちも生きてはいけないのです。自然の摂理とはこういうことなのです。

また、シマウマなど草食動物を食べる時も、先に内臓の中の消化しかかった草から食べます。肉はその後に食べます。腸内で消化されている草は発酵していて美味、しかも酵素も食物繊維も多いのです。つまり肉食動物は、じつは限りなく草食に近い肉食ということなのです。

【野生の肉食動物に学ぶこと】

●断食をしている

●草食と肉食の食事である（草食動物の内臓から食べる）

●必ず生食（酵素食）である

10
クスリを出さないイギリスの病院

２０１９年1月、日本人商社マンがイギリスのロンドンに長期出張に行き、2月になって風邪をひきました。彼の感覚では、クスリをもらって飲めば治ると信じ切っていました。

彼は注射してもらいクスリをもらおうと思って、近くの病院を受診しました。

ところが、その病院の医師は次のようにいったのです。

「風邪くらいでクスリは出しません。いや、もっと重い病気でも今のイギリスではクスリは出さなくなりました。このメニューどおりの食事で生活すれば、すぐに治るでしょう」

医者はそういって、メニューを書いた紙を出しました。

彼はその紙をもらって、とぼとぼと自分のマンションに帰っていきました。

クスリ＝治療という固定観念の強かった彼は、すぐに東京の同僚に電話しました。

「えらいことだ。ロンドンではクスリが出なくなった。大至急、クスリを送ってくれ！」

この逸話は、その同僚の上司が私の患者さんだったことで知るところとなりました。

このような話はこれだけではありません。

さて、イギリスの医師が出したメニューは、どんな内容だったのでしょうか？　3日間の断食と、それに続いてのヴィーガンメニューだったそうです。「風邪なら3days断食で治る」と診断して治療しているのです。実際、私も風邪には同様の内容を患者さんに提示します。風邪はクスリでは治りません。断食が最も早く治るのです。イギリスの医師たちは、この最も早く治る方法をついに見つけ、かつ実行し始めたのです。

風邪にクスリ漬けでは、かえってこじれます。もし治ったとしても、クスリで治ったのではありません。自分自身の免疫力で治っただけなのです。

イギリスでは2000年頃から次の医療を始めています。

●**医師が、断食⬇ヴィーガンの指導を始めた**

●**クスリを処方しなくなった**

このようにイギリスの医療は大きく変わりました。断食とヴィーガン食が主体の医療に切り替わり、いわゆる西洋薬を出さなくなったのです。国民もこれを受け入れ、生野菜やフルーツを摂るようになっていきました。この寒い国では信じられない変貌でした。そのお陰で脳卒中と心臓病は、2003年から2011年の8年間に、前者は40％、後者は

42%も減少したのです。また、認知症になる率も23%も減ったのです。

イギリスは緯度が高く、気温の低い国です。ただ大西洋の暖流が流れているので、北極に近い割には寒さは厳しくないようですが、それでもやはり寒い気候風土です。そのため、フルーツや生野菜などはあまり食べなかったのですが、ここにきてベリー、クレソン、キャベツブームが起こりました。体が冷えようが冷えまいが、これらの抗酸化力に目を向けたからです。そして、これらを食べてどんどん健康になっているのです。

イギリスの死亡率の推移
(10万人あたり)

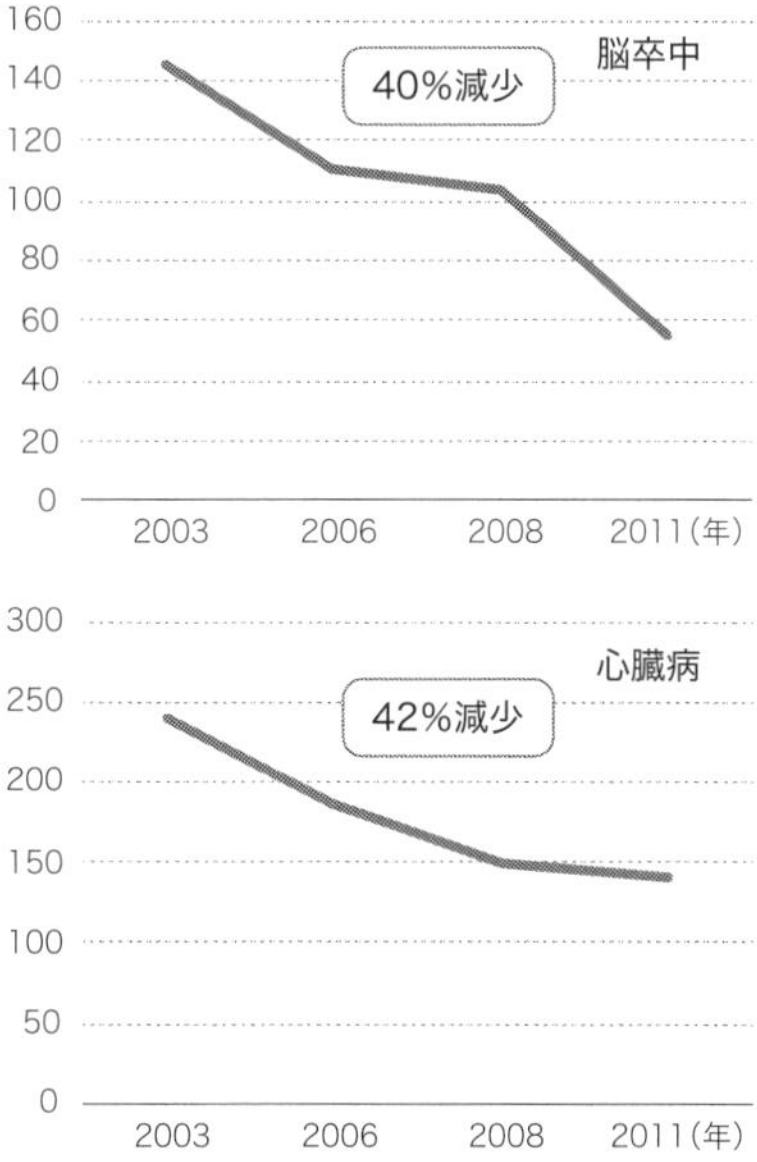

Queen Mary University of London 2013年

イギリスの認知症有病率

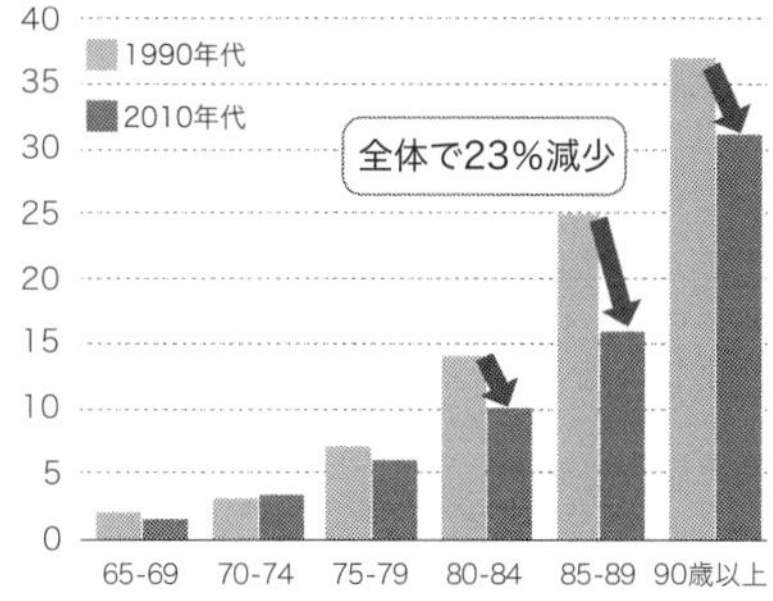

The Medical Research Council Cognitive Function and Ageing Collaboration

11 スペイン風邪に断食が劇的に効いた！

１９１８年のスペイン風邪（Ｈ１Ｎ１亜型インフルエンザウイルス）がどれほどすごかったか！　この年にインフルエンザが世界的に超大流行。起源は不明ですが、スペインで特定されたことから「スペイン風邪」と呼ばれました。これは世界的パンデミックを引き起こし、世界中で約４５００万人もの人が亡くなりました。当時の世界人口が20億人なので、この大流行による死者の数がいかに多かったかがわかります。

しかしこの時、アメリカのあるグループは、感染しても症状が少しも悪くならず早々に治癒したことから注目され、新聞にも掲載されました。

それはアメリカのミネソタ州ハッチンソンにあった「セブンスデーアドベンティスト派の神学校の寄宿舎」でした。ここでは約90人が感染しました。しかし、悪化して肺炎を発症する人はなく、死者は一人も出ませんでした。

感染した90人を治療した医師は同神学校の卒業生で、ナチュラル・ハイジーンに基づく「水療法」つまり「水だけ断食」を施したのでした。病気の症状が出た人は、すぐさますべての活動を中止して床につかせました。薬は与えず、水分補給と喉、胸、腹部への温湿布をしただけ。しかし、この水だけ断食をやらせたら、なんと、どの患者も1～2日で熱は下がり、4～5日もすると全員が回復して元気になったのです。

医師は再発を防ぐために、それからさらに3日間はベッドで休養させました。その後、食事は徹底的に少量のヴィーガン食にして管理しました。そうすると、90人すべてが2週間以内に完治しました。

その後も注意深く、悪いものは食べさせず、徹底したプラントフード（植物性食品）の食生活をさせました。すると、誰もが若々しく健康的で活動的になったといいます。

このことは1918年12月17日付の『Northern Union Reaper』という新聞に掲載されました。同紙は「毎日何千人もの人がこの病気で亡くなっていくというのに、この神学校の寄宿生たち90人は誰一人も悪化せず、深刻な状態になる人もなく、死亡者も出なかったことは注目すべき出来事だ」と絶賛しました。

ナチュラル・ハイジーンの指導では、病気の時はすぐさますべての活動を中止し、薬は使わず、完全に休養（Complete rest）するよう教えています。「完全に休養」とは、日常の仕事や運動などの活動もさることながら、「消化活動」までも含まれます。つまり、食事は一切摂らないで水だけの断食なのです。食事を摂ると、消化のためにエネルギーや酵素が奪われ、ヒーリングが十分に行われなくなるからです。この水断食を2～5日やり、引き続きヴィーガン食に移行するのが一般的なやり方のようです。

結論からいうと、

●医療において断食は効果的な方法である
●医療において薬を使うことは多くの場合無効である

ということです。今の新型コロナウイルス感染症の治療の参考になる話だと思います（松田麻美子先生[※2]のレポートより。詳細は第2章を参照のこと）。

※2　松田麻美子：1949年生まれ、アメリカ・ヒューストン在住の自然治癒学博士。『常識破りの超健康革命』『女性のためのナチュラル・ハイジーン』『50代からの超健康革命』『子供たちは何を食べればいいのか』（いずれもグスコー出版）など著書多数。また、T・コリン・キャンベル博士の『葬られた「第二のマクガバン報告」（上、中、下）』（グスコー出版）を完訳。この三部作を集約した合本版『チャイナ・スタディー』（グスコー出版）も出版されている。2000年頃からアメリカのナチュラル・ハイジーンの教えを日本に紹介しており、講演活動も行っている。

12
断食を指導するアメリカの専門施設

松田麻美子先生から、サンフランシスコの近くに、断食をしながら病気を治す全米一の施設があると、以下のメールをもらいました。まえがきにも書いたTrueNorth Health Centerです。

「サンタローザ（サンフランシスコから北へおよそ車で1時間）にはTrueNorth Health Centerという大規模なファスティング施設があり、一人でファスティングのできない人や、なぜファスティングが病気を治せるのかわからない人はここに行き、実際に体験してみたり授業を受けてみたりすることができるので、訪問をおすすめします。

ここは世界最大の滞在型ファスティングセンターであり、ナチュラル・ハイジーンの代表的な医療施設です。世界各地から、健康改善を求める人や、病気を治したい人がたくさんやってきて実行し、目を見張るような病気克服&健康改善を成し遂げています。難病すら完治しているのです。

勤務しているスタッフには、MD、ナチュラル・ハイジーンの医師、ナチュロパシーの医師、カイロプラクター、臨床心理医、セラピスト、鍼灸師、マッサージ師、エクササイズトレーナー、栄養士、プラントベースのシェフなどがそろっていて、医療体制を敷いて実行していますから、本当に素晴らしいヘルスセンターといえます。

クリニック、レストラン（カフェテリア）、ジム（エクササイズジム）などもあります。医師の監督のもとで『ウォーターオンリー・ファスティング』を行い、ファスティング終了後は、数日間の復食期間を経て、その後、併設されているカフェテリアで1日に3度、プラントベースでホールフードの食事を摂りながら、正しい食習慣を実地で学びます。滞在中は病気の根本原因、正しい食生活と

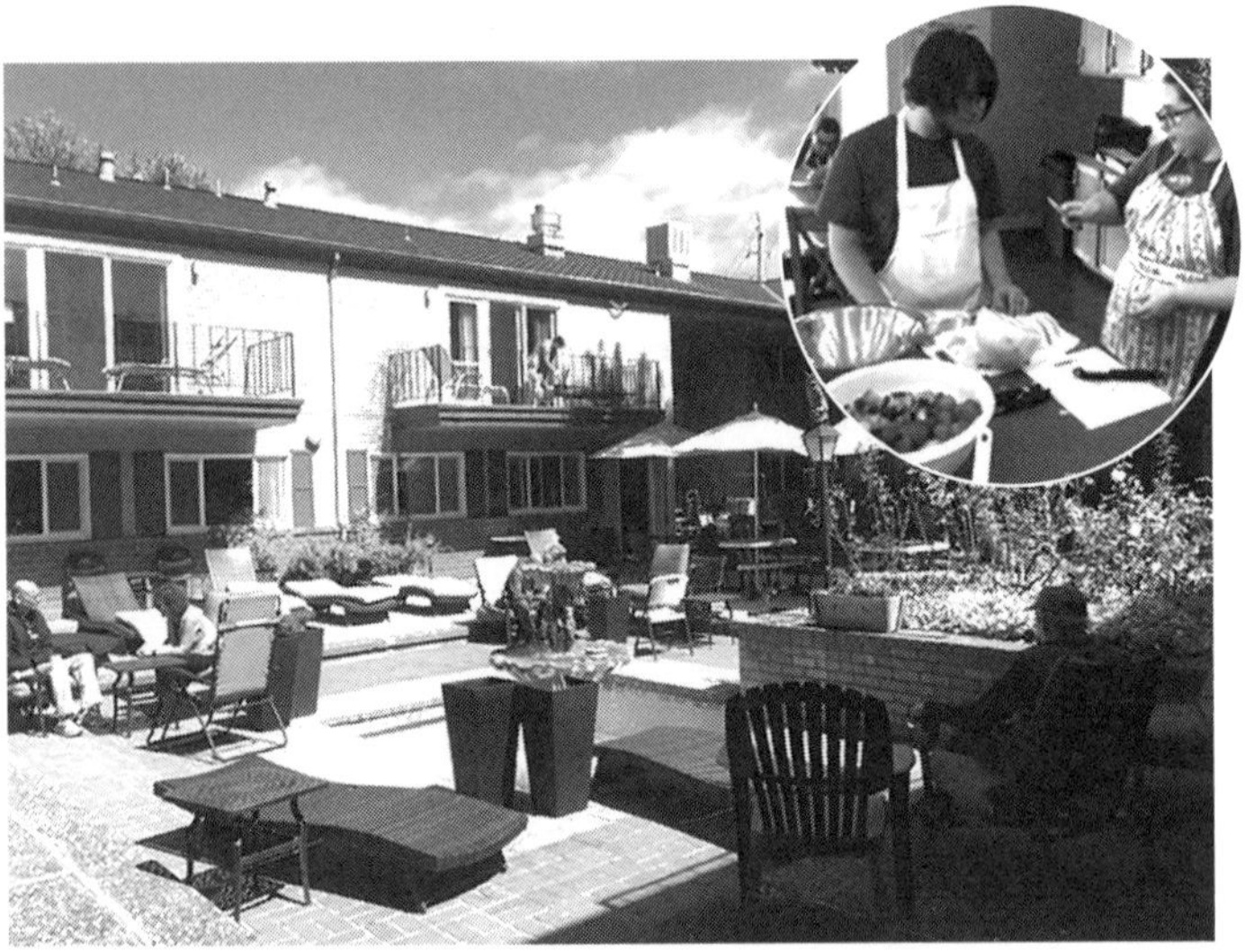

TrueNorth Health Center（中庭の写真）

は何か、なぜ病気になるのか、健康をとり戻すにはどうしたらよいかといったナチュラル・ハイジーンの講義を毎日受けます。料理教室やエクササイズのクラスもあります。アメリカにはこんなすごいシステムを実行できる施設があるのです」

断食が有効と知っていても、実行するのは一人ではなかなか大変なので、このような施設までできているのです。医師の監督のもと水断食を実行させ、少しずつ復食させる。素晴らしいの一言です。

まさに私のやり方そのものですが、私の場合は患者さん自身に「個人的にやってもらっている」ので、そこが違います。日本ではこのような施設を設けて運営するのは、まず経済的に不可能。アメリカは土地も広大にあり、経済的にも可能であり、やる気のある人も多いし、教育もナチュラル・ハイジーンの考えが根強く浸透しているからこそできるのだと思います。羨ましい限りです。

私が断食を指導し始めた１９８５年当時は、断食を医療に取り入れている医師はほとんどおらず、また、断食に対する世間の評価もほとんどない頃です。したがって、断食をするのは、私の治療方針をよく理解してくれる患者さんのみ、個人的にやってもらっていたのでした。

13
ナチュラル・ハイジーンのファスティング

２０１９年になり、欧米の栄養学畑で、非常に評価が高まってきたのがアメリカのナチュラル・ハイジーンの栄養療法です。その基本は次のとおりです。

①プラントフード（植物由来）
②ローフード（生食）
③ホールフード（全体食）

最近のアメリカでは、②のローフードは「ローフード＋加熱菜食でもよし」としているようです。このナチュラル・ハイジーンのメソッドは自然で納得のいく内容なので、私も以前からこれに似たやり方で医療を行っていました。

ナチュラル・ハイジーンのもう一つの柱（治療的手段）は、「ファスティング（断食）」です。これに関しては、前述の松田麻美子先生が詳しいので、再び先生のレポートを掲載します。

ナチュラル・ハイジーンとファスティング

ファスティングは、最近、代替医療の分野ばかりか、スリムダウンやクレンジング・プログラムの一つとして、かなり注目されてきていますが、ナチュラル・ハイジーンは1800年代からファスティングを医療に取り入れています。

体の具合が悪い時は、食事を摂らず（つまりファスティング）、消化器官を休ませるというのがナチュラル・ハイジーンの基本的な教えです。

そうすれば、体はそのエネルギーの多くを組織の修復に向けて、体に本来備わっているヒーリングパワーを100％発揮させることができるからです。

そのことに最初に気づいたのがナチュラル・ハイジーンの基礎を築き、のちに「ナチュラル・ハイジーンの父」と呼ばれるアイザック・ジェニングス博士でした。1822年のことです。以来1800年代から1900年代初めに活躍していたナチュラル・ハイジーンのパイオニアの医師たちは、病人には食事を摂らないウォーターオンリー・ファスティングを指導してきました。

そうしたパイオニアの医師たちによって打ち立てられてきたナチュラル・ハイジーンの「基本原則」をまとめ、ナチュラル・ハイジーンを完全な「生命科学理論」として構築したことから、「現代ナチュラル・ハイジーン理論の父」と呼ばれているハーバート・M・シェルトン博士は、1930年から1952年にわたって、サンアントニオ（テキサス州）で「ヘルススクール」と呼ばれる滞在型のファスティング施設を運営していました。サンタローザのTrueNorth Health Centerの創始者で、同センターの滞在型健康教育プログラムのディレクターを務めるアラン・ゴールドハマーは、シェルトン博士のところで直接、断食の指導を受けています。

フロリダ州のディアフィールドビーチ（フォートローデールの近く）にあるBalance for Life Health Retreatを運営するフランク・サバチノ博士も、シェルトン博士から直接指導を受けています。他にもオハイオ州、フロリダ州、ジョージア州、カリフォルニア州に、ナチュラル・ハイジーンの医師が運営する滞在型のファスティングセンターがあります。これらの医師もサンタローザのTrueNorth Health Centerでインターンシップを受けてきました。

ですから、ファスティングは最近の流行ではなく、その歴史とともにあるナチュラル・ハイジーンの健康法とは切っても切れないものなのです。

（松田麻美子先生のレポートより）

第2章

断食で得られるカラダの効果

――キーワードは「サーチュイン遺伝子」と「オートファジー」

第1章では古今東西の断食にまつわる事実や逸話を紹介しましたが、では、断食が医療において大きな効果を上げている要因は何でしょうか？

物事にはすべからく「原因」と「結果」があります。医療においてもこの大原則があてはまるでしょう。何らかの原因（病因）があって、結果（病気）があるのです。だから、病気治療の第一は、原因となるものを見極め、それを除去していけば、自然と病気は治るように人体はできているのです。

本章では、病気の成り立ちとともに、その原因を取り除く方法としての断食の人体への作用と効果について解説していきます。

01

病気の成り立ち

慢性病のほとんどは、腸の腐敗から始まります。

悪いものを食べたりタバコを吸ったり、ライフスタイルが悪かったり、ストレス過剰だったりすると、腸は腐敗菌だらけになります。腐敗菌は脱炭酸をし、必ずアミン類（アンモ

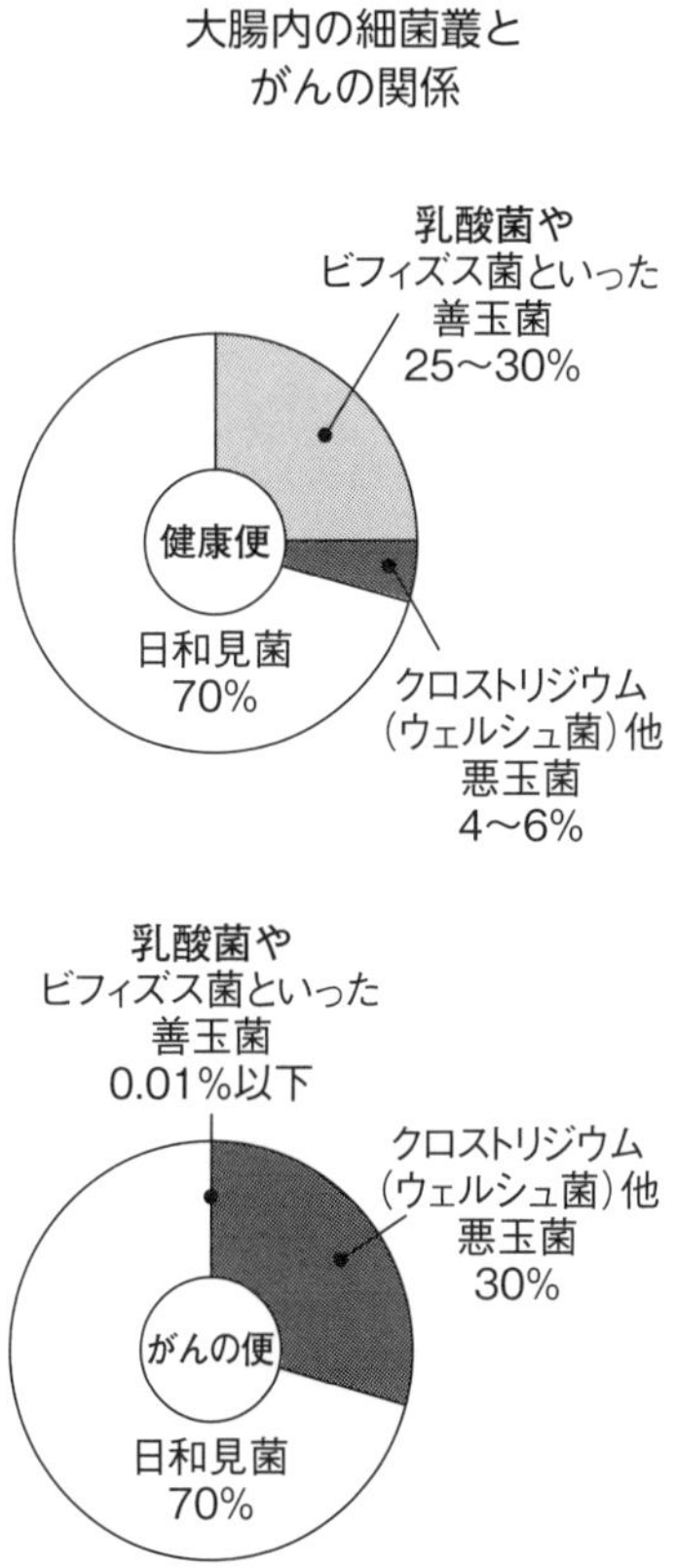

乳酸菌・ビフィズス菌などの善玉菌が25〜30%の場合が健康な便。ウェルシュ菌などの悪玉菌が30%を超えると健康は悪化する。

腸を善玉菌優位にすると免疫が活性化し、
人間は病気にならない

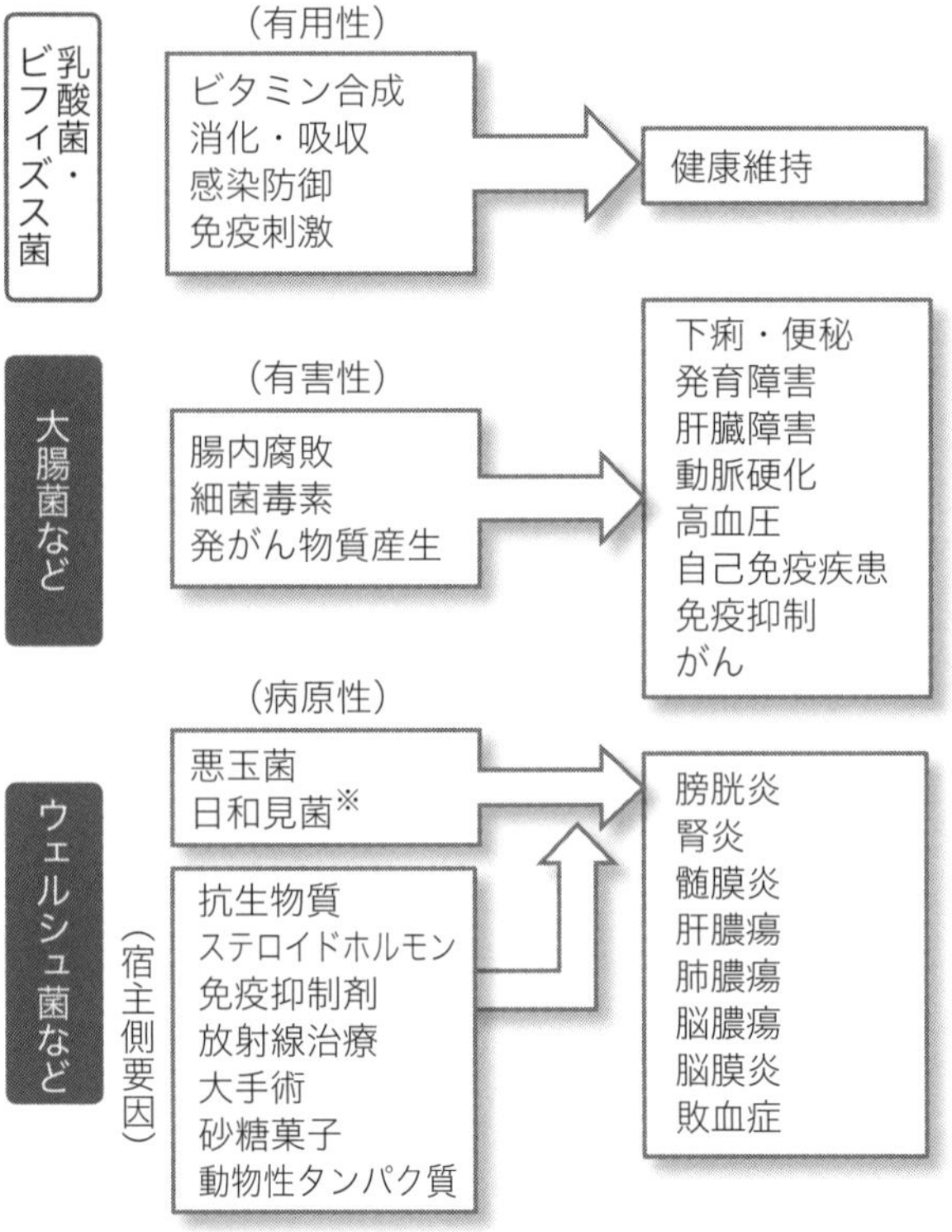

※日和見菌は、善玉菌優位の時は善玉菌に味方して働き、悪玉菌優位になると悪玉菌の味方として働く。

出典：『老化は腸で止められた』（光岡知足著、青春出版社）より改変

ニア群）をつくります。このアンモニアはかなりの毒物で、便とガス（オナラ）は一気に臭くなります。それだけではなく、細胞を活性酸素だらけにします。活性酸素は細胞の破壊者であり、あらゆる症状をつくりあらゆる病気の元となります。

慢性病（生活習慣病や難病）は、よくない食生活、よくないライフスタイル[※1]、タバコ、ストレス、悪環境、といった因子から起こります。アレルギーを除くと、最後はすべて「活性酸素」が原因です。

❶腸の腐敗から病気は起こる

摂取する食物や食生活が悪いと、腸での消化活動がうまくいかず腸内で腐敗が起き、アミン類（アンモニア）が急速に増加します。そして腐敗の時に発生するアミン類がすべての病気の元となっていきます。

このアミン類は、消化器官内部のみにとどまらず、肝臓から血中に入り、血流に乗って全身に回っていきます。慢性病は、すべてここから生じていくのです。

※1　よくないライフスタイル：過食、大食、夜食、10時と3時の間食、ダラダラ食い、昼夜逆転生活、朝の酵素なし食事、食べてすぐ眠る、など。

【常食するとよくない食物（アミン類が発生する食物）】

●動物性食品

●単純炭水化物

腸が腐敗していくと、オナラの成分も悪い物質が多くなっていきます。いわゆる「臭いオナラ」というのはアンモニアなどのアミン類が多いからで、臭いオナラが続いている人は腸内が腐敗菌だらけです。

❷腐敗菌が転じたアミン類が悪さをする

腸内で猛毒なアミン類が出現する時、炎症にともなって活性酸素がつくられ、全身に悪影響を及ぼします。動物性タンパク質と比べて植物性タンパク質が悪さをほとんどしないのは、植物性タンパク質にはファイトケミカル[※2]、ビタミン、ミネラル、食物繊維といった悪い物質を駆逐する物質が

オナラの成分

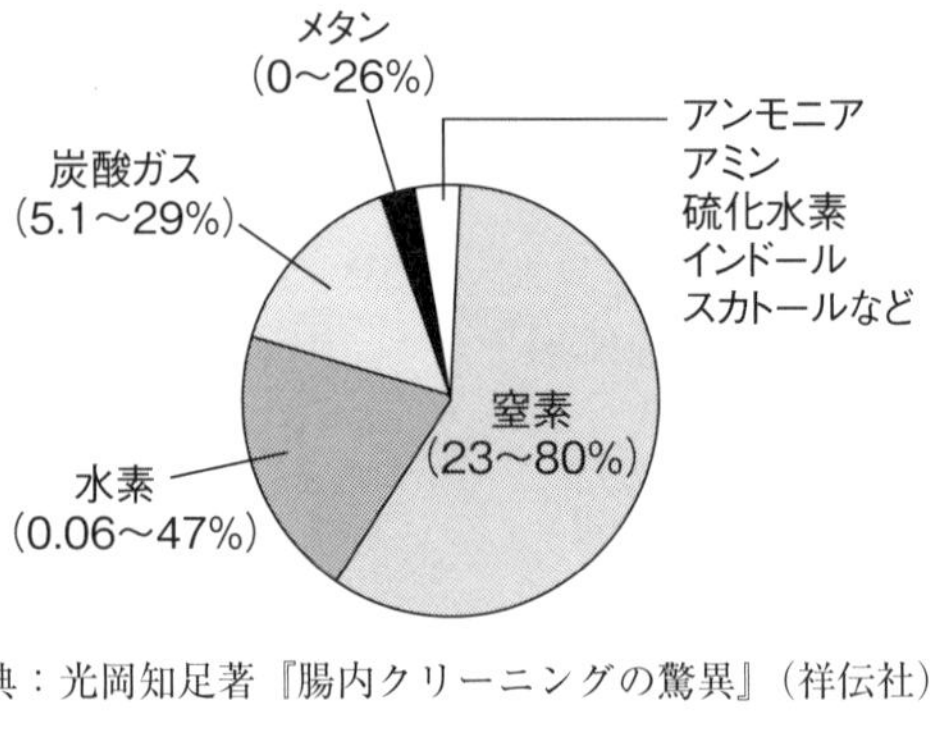

出典：光岡知足著『腸内クリーニングの驚異』（祥伝社）

多く含まれているからです。

【おもなアミン類（アンモニア）】

インドール、スカトール、フェノール、プトレシン、スペルミジン、ガダベリン、モノアミンなど。

❸好中球がつくる活性酸素

腸内の腐敗によって発生した「悪玉細菌」を退治するために、体内で好中球が活躍します。しかしこの時、好中球は活性酸素を武器にしてこの悪玉菌を退治するため、過剰に発生した活性酸素は他の細胞を著しく傷つけます。

❹腸管免疫の低下

近年、腸はただの消化器官ではなく、大変強力な免疫器官であることがわかってきました。なんと人間の免疫の80％は腸でつくられているのです。いわば「最大の免疫装置のあ

※2　ファイトケミカル：phytochemical はギリシャ語で、植物由来の抗酸化栄養素と訳される。

パイエル板と腸管免疫の関係

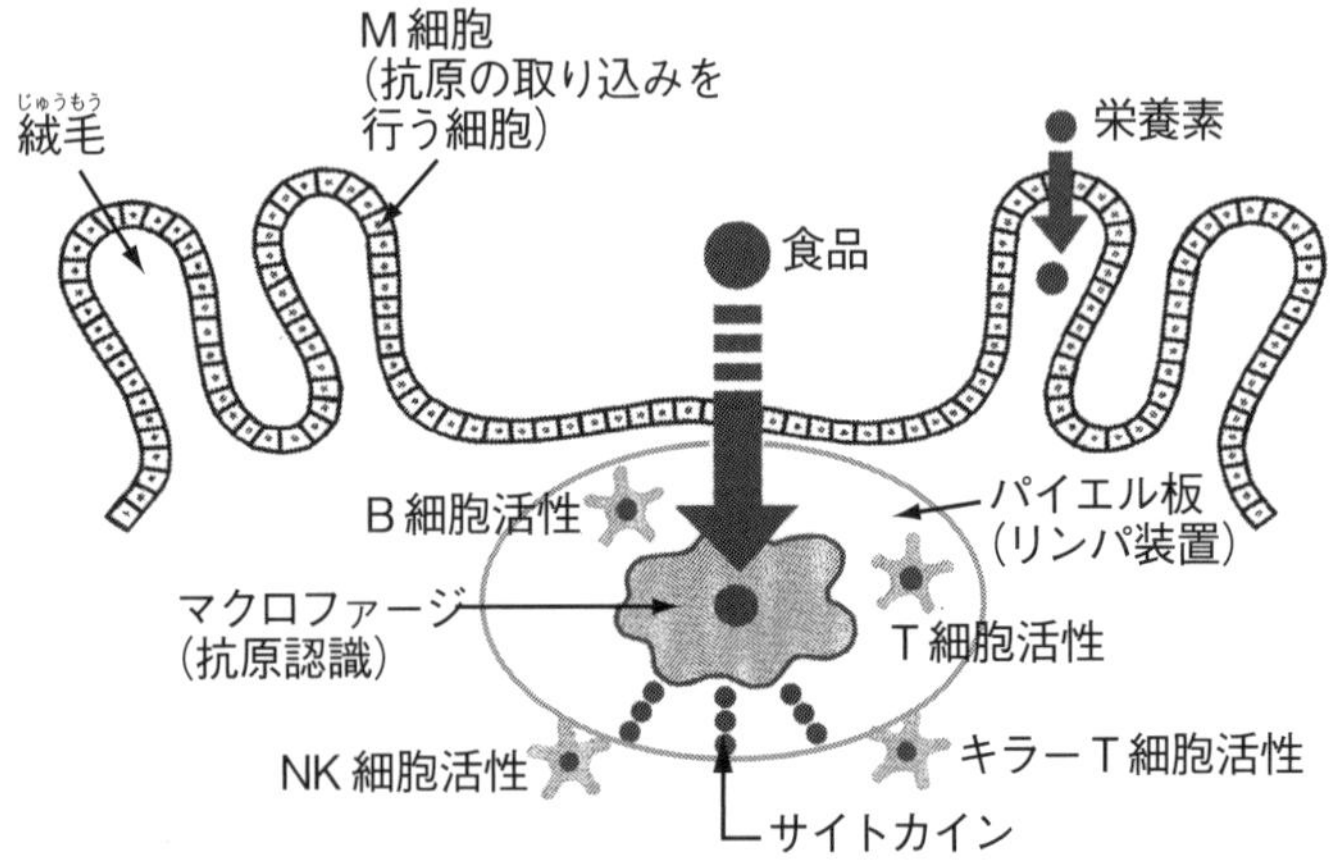

る臓器」だったのです。

それゆえ2000年頃から、腸のことを「免疫の新世界」とか「免疫の新大陸」などと呼ぶようになってきました。特に小腸にある回腸には「パイエル板」という器官があり、このパイエル板にNK細胞（ナチュラル・キラー細胞）をはじめいくつもの免疫を上げる物質が密集しているのです。小腸の回腸にはリンパ節が大集合していて（全身の70％）、このリンパ節に免疫物質が集合しているため、「小腸に70％もの免疫がある」といわれようになりました（10％は大腸がつかさどっている）。

合わせて80％もの免疫のある小腸（回腸）・大腸を活性化させるにはどうすれ

ばよいでしょうか。結論をいえば腸内に「善玉菌が多いか少ないか」でほとんど決まります。

●善玉菌が多い時➡免疫機能活性➡健康
●腐敗菌が多い時➡免疫機能不活性➡不健康

【人間を樹木にたとえると】
人間の体を樹木に例えるとわかりやすい。人間の消化器系の構造は樹木と同じです。
●葉＝肺……………樹木は大気中から二酸化炭素（人間は酸素）を吸収する
●幹・枝＝骨・筋肉………体を支える
●樹液＝血液・リンパ液……全身に栄養を行きわたらせる
●根＝腸………………栄養吸収細胞により栄養分を吸収する
●土壌＝腸の中身…………栄養分

02 細胞便秘をなくす方法は断食しかない

前項で解説したように、慢性病の根本的な原因は、腸内の腐敗から生じています。

そこで病気治しの第一歩は、まず「断食」となります。断食は腸内の腐敗を防ぎ、アンモニアをなくすなど病気の根本原因を除去してしまうため、症状がおさまって病気が治るのです。この根本原因を除去しないで、病気や症状を根治することは難しいでしょう。

近年、欧米で断食とヴィーガンがブームになってきていますが、それはこの方法が病気を根本から治すことがわかってきたからです。

人間の体内では1秒間に50万個、毎日1000億〜1兆個近くの細胞が崩壊し、同時に再生されます。細胞の崩壊・再生の繰り返しの中で、体内によいものを摂れば、再生された細胞の質はよくなりますが、悪いものを食べ続けると細胞の質は悪くなります。体内に何も入れなければ、新生された細胞はよい質となります。

それゆえに断食の内容が重要となってきます。水と塩だけの断食（私は水と梅干を指導しています）が最も効果的ですが、なかなか長期間続けられません。したがって、私は「野菜おろし+梅干し」を朝夕摂る「半断食」を長く続けるやり方を推奨しています（付録「断食養生メニュー」参照のこと）。

人間は一定期間、体内への食物の供給を停止すると、体内に蓄積していた栄養物質（タンパク質や脂肪）を消費してエネルギー化します。この時、体内の栄養が続く間は食物を摂取しなくても生命は維持できます。人間が数週間は食べていなくても生きられる理由は、「ケトン体」という物質が体から出るからです。このケトン体が断食中に出続け、素晴らしいエネルギーを作り出してくれるため、断食をしていてもまったく大丈夫なのです（原理については第3章で詳述します）。

断食で消化活動がない状態の場合に、体に溜まった細胞内の毒素が便となって排泄されます。細胞内に詰まった毒素（細胞便秘）が抜け落ち、同時に細胞が新品化していくことで肉体は驚くほど蘇生します。

細胞便秘とは、細胞膜の質が悪く、かつ細胞内も毒素が多い状態のことです。また、細胞内の毒素とは、おもに「脂肪細胞」のことを指します。その他に、重金属、軽金属、化学物質、発がん物質である糖化物、これらが細胞内の毒素となり、あらゆる慢性病の原因になっていきます。

がん患者の細胞は毒だらけ=細胞便秘の状態です。医学的にはこういった言葉はありませんが、医療現場にいると感覚的にはじつに頷けます。

具体的に細胞便秘の内容をいうと、

①悪質な脂肪
②重金属
③糖化物
④その他

でしょう。

こんなものがギッシリと細胞内を占めていたらロクなことがありません。

細胞便秘を完全に抜くには、2週間～1か月間のロング断食が最適です。3日間くらいだとあまり抜けにくい。しかし繰り返すとそのうち抜け落ちます。1～2週間のミドル断食でも半分しか抜けませんが、ミドル断食⬇ヴィーガンの繰り返しで抜けます。それゆえ、細胞便秘を抜く場合は、私はこのミドル断食⬇ヴィーガンの繰り返しをおすすめしています。

03
断食は活性酸素を減らす

人間は食物を食べることによって生きていることは間違いありません。食べなければ生命活動が維持できません。食べることによって肉体（細胞）をつくり、エネルギーを供給していくのです。

しかし同時に、食べることは体内にさまざまな弊害をもたらしていることも事実なのです。たとえば、糖化物質を食べるとあらゆる不調をきたし、動物性食品を食べ過ぎると体内にアンモニアの残留物（窒素残留物）が蔓延し、単純炭水化物[※3]、特に砂糖菓子を多く摂ると胃腸内は腐敗し、アンモニアが産生されてしまいます。

糖化物質については、拙著『世界の医師がすすめる最高の食養生』（評言社）で詳しく解説しているので、同書から引用します。

「近年医療界で注目を集めているのが『糖化（AGEまたはAGEs）』です。この糖化

※3　単純炭水化物：ショ糖、グラニュー糖、氷砂糖、砂糖菓子（和・洋・スナック菓子）、清涼飲料水、小麦粉食品など。

も酸化と並んで病気を起こす因子として一躍クローズアップされました。

糖化とは『変性タンパク質』のことであり、タンパク質と糖質が結びつくことにより、タンパク質が劣化することです。ブドウ糖がタンパク質に結合する時に、時間とともに数回にわたってブドウ糖の構造が変わり、初期には可逆性だったものが、後期は結合が強くなって離れなくなります。そして不可逆性の終末糖化産物になります。

糖化のAGEとは、Advanced Glycation End Product という英文の頭文字をとったもので、『終末糖化産物』と訳されます。AGEsはその複数形です。Glycation（グリケーション）とは、酵素反応によらない糖化であり、酵素による糖化のGlycosylation（グリコシジーレーション）とは区別されます。

糖化物質は体の中で必ず酸化状態をつくります。それゆえ糖化物質そのものや体の中で糖化するようなものを食べると酸化し、すなわち活性酸素の毒に見舞われることになります。CRPという炎症反応も腫瘍マーカーも、AGEの蓄積から説明できます。糖化は必ず酸化をもたらし、活性酸素を強烈に増多させます。糖化は『現代の食と病』の問題では、学んでおかなくてはならない必須のテーマです」

体内でエネルギーを燃やすことは、何かしらの酸化をもたらすことなので、フリーラジカル[※4]を含む活性酸素が生じて、老化につながっていきます。酸化はサビであり腐敗であり、老化し病気になり、やがて朽ちる原因となります。人間は生まれた瞬間から、このようなプロセスで生涯を送るようになっているのです。

そこで無病で長寿のためには、特に抗酸化な生活が求められますが、食生活を含めた日常生活そのものが酸化を伴う活動ですから、まったく酸化しないのは不可能です。どんなに工夫し努力しても少しずつ酸化し、活性酸素が生じます。

だからこそ、体内に蓄積した毒素をいったん排出し、細胞自体をクリーンにしていく必要があるのです。

その一例がヴィーガン食ですが、もう一つ抗酸化のエース中のエースは「断食」なのです。断食で活性酸素がまったくなくなるわけではありませんが、毎日毎日、大量に出続けている活性酸素の産生は大きく減少し、そうなれば酸化（サビ）も少なくなります。そして寿命は延びることになります。

※4　フリーラジカル：ラジカル基を持った分子種のこと。活性酸素の中でもさらに強い酸化力を持つ。

04
血液がサラサラになり、微小循環がよくなる

本来、赤血球同士はくっつきませんが、動物性タンパク質や糖化物質を多く摂ったりするとくっつきます。これをルロー（連銭形成）といいます。ルローになると、真毛細血管という最も細い毛細血管に赤血球は入ることができず、その結果、その臓器は飢餓状態となり、病気が発生します。病気の根源の一つは微小循環の不良です。また、活性酸素は微小循環を著しく悪くします。そのことにより体の筋肉に乳酸がたまり、乳酸は筋肉を石のごとく固くします。これが痛み、コリの原因となります。

何もしていないのに鼻血が出ることがあります。その原因は明瞭です。動物性タンパク質を摂り過ぎたからです。

動物性タンパク質を食べ過ぎるとなぜそうなるのでしょうか？　マイナスイオン同士で反発しあってくっつくことはない赤血球のマイナスイオンが、動物性タンパク質で破壊されプラス電位を帯びて、周囲の赤血球を引き寄せてしまうからです。

鼻腔のキーゼルバッハ部位といわれる場所は、動脈の毛細血管が密集して流れている部

位なので、もともと出血しやすいのですが、ルローで赤血球同士がくっつくと、ますます出血しやすい状態になります。鼻血が出たら、まずティッシュで栓をし、鼻の横を手で押さえ仰向けに寝て、氷のうで冷やすとすぐ止まるはずです。そのうえで3日も断食すれば赤血球はサラサラとなり、出血しにくくなります。

ルローと正常な赤血球

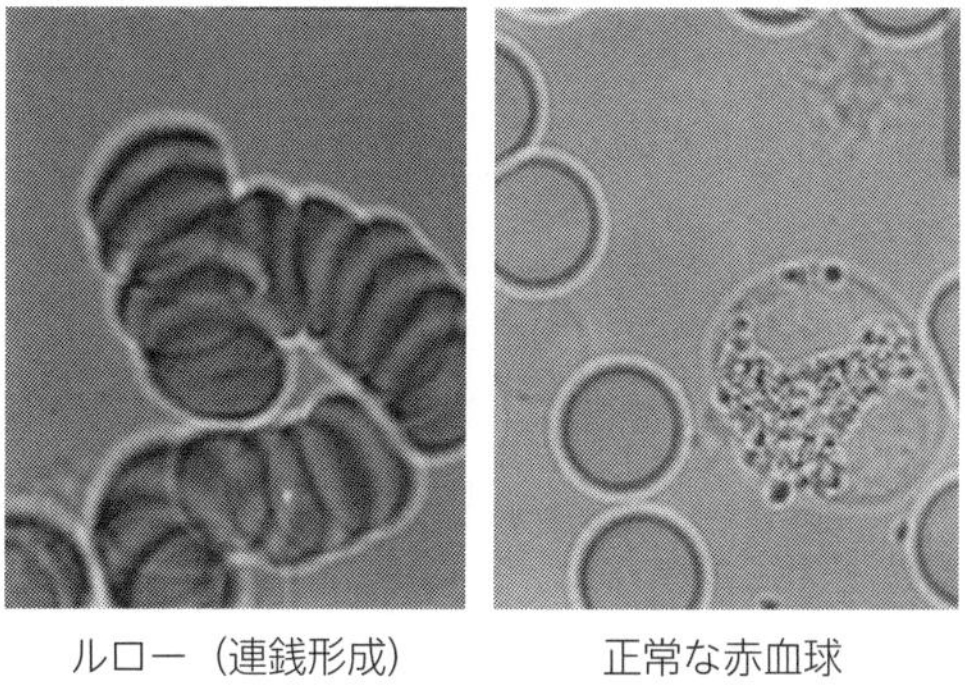

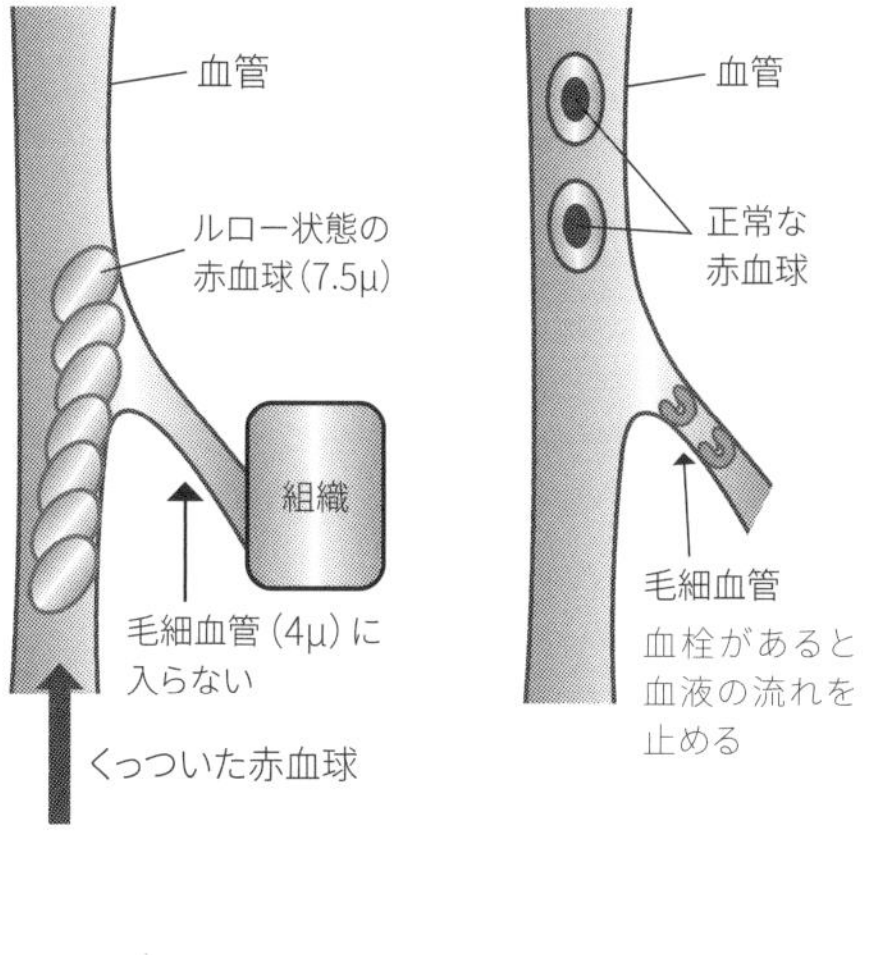

05 断食は炎症を軽減する

断食は、さまざまな症状の改善とＣＲＰ（炎症反応）の正常化に寄与します。断食をすると毒が抜け、細胞が新品化します。同時にＣＲＰが驚くほど正常化します。これは鶴見クリニックを受診し断食をした患者さんすべてに確認できたことです。つまり「断食は炎症を軽減する（取る）」最善の方法ともいえます。なぜ炎症が取れるのでしょうか？

第一に、炎症の元である悪玉細菌が、宿便となって排泄されるからです。細胞のスリム化は血中をクリーンにし、かつ毒素を排出します。

第二に、腸の中が善玉菌優位になることも大きいでしょう。断食を長く続けていくと、腸の中はほとんど善玉菌になります。大便はまったく臭わなくなります。腸がすべてのベースですから、炎症のもとの悪玉細菌が駆逐されることは全身にも影響します。

第三に、短鎖脂肪酸の出現です。炎症が取れる最大の理由は、短鎖脂肪酸が腸に大量に出現するからです。短鎖脂肪酸は酸であり殺菌作用が強烈です。短鎖脂肪酸は胃腸内を殺菌し、さらに全身を回り、細菌の少ない体にしてくれます。

06
断食は短鎖脂肪酸の生成を促進する

短鎖脂肪酸とは、「酢酸」「酪酸」「プロピオン酸」「イソ吉草酸」といった炭素数が６以下のものです。

短鎖脂肪酸は腸で生成されて全身に行きわたり、あらゆる働きをしています。この短鎖脂肪酸がしっかり分泌されるかどうかで、健康になるかならないかが決まるほどの重要な物質です。

短鎖脂肪酸がしっかり分泌されるために必要な食生活は、おもに次の三つがあります。

- 断食
- 半断食ないし少食
- ヴィーガン食

動物性タンパク質を多く摂る食生活では、短鎖脂肪酸は少なくなるし、出たとしてもプロピオン酸がやたらと多い偏った出方しかしません。

短鎖脂肪酸をしっかり出現させるために必要なことは、何よりも腸内の善玉菌を優位にする食生活につきます。そのためには複合炭水化物[※5]の摂取が重要です。単純炭水化物中心の食生活では短鎖脂肪酸は分泌されません。

短鎖脂肪酸はいくつもの重要な働きをします。

- **小腸と大腸のpHを酸性にし、細菌やウイルスを退治する**
- **大腸粘膜を産生する**
- **全身のあらゆる粘液の原料になる**

この三つの作用はいずれも健康に直結するものです。

※5　複合炭水化物：炭水化物を主体として、タンパク質や脂質など他の栄養素も含んでいる食物。穀物などが代表的なそれで、人間が昔から食べてきたのは複合炭水化物である。

07 断食はアディポネクチンを出現させる

悪玉の「アディポサイトカイン」は、あらゆる病気を起こす物質です。がんも悪玉アディポサイトカインの出現が影響しています。

この悪玉アディポサイトカインは、肥満した人の脂肪細胞から出ることが判明しています。その意味からも、肥満による脂肪細胞の増加は病気の大きな因子になっているのです。

一方、善玉のサイトカインが出るのは「アディポネクチン（レプチン）」です。これは体脂肪率が低い人ほど出やすいものです。このアディポネクチンは、脂肪が増え出した時に大量に分泌され、脳の視床下部にあるニューロンを刺激して、食欲を抑制するとともに、交感神経に働きかけ、エネルギーの消費量を高めます。その結果、スリムで健康な肉体が維持されるのです。

また、同時に悪玉のアディポサイトカインを抑制します。したがってアディポネクチンが増えると、がんやその他の病気になりにくいのです。

08
断食は腸管免疫を活性化する

人間は、あらゆるところで免疫を発揮して生きています。

特にリンパ節にあるリンパ球では、自然免疫が出現して健康を保っています。自然免疫の中で最も大活躍しているのはＮＫ細胞（ナチュラルキラー細胞）とマクロファージです。体にウイルスが侵入すると、ＮＫ細胞がその芽をやっつけて、がんにならないようにしてくれます。

マクロファージは、病原菌などの抗原が進入してくるとそれらを食べて分解してくれます。いわば掃除人の役割を果たしてくれるのですが、同時に、免疫細胞の仲間であるＮＫ細胞やキラーＴ細胞、ヘルパーＴ細胞に抗原の情報を伝え、免疫活動を助ける役割を果たしています。

ＮＫ細胞は、小腸のパイエル板（回腸にある）から出る量が最も多いといわれます。全体の60〜70％がパイエル板から出現しているといいます。

この細胞を活性化するのは、腸内の細菌叢が善玉菌優位の場合です。反対に腸内が腐敗菌だらけだとアミン類が多くなります。その場合、自然免疫は働きにくくなります。そこで、腸を善玉菌優位にし、腐敗菌を少なくする必要があります。

その最大の方法が断食です。断食は腸の中の細菌叢を短期間で善玉菌優位に導く作業ともいえます。

腸管免疫の最大の作業は、ＮＫ細胞による自然免疫と同時に、「老化」と「病気」の原因である活性酸素を退治することですが、がんもあらゆる病気も活性酸素が原因です。

この活性酸素の大増殖をさせない物質こそ、いわゆる「スカベンジャー（抗酸化物質）」です。スカベンジャーは腸管免疫によって活性化され、そして活性酸素はほとんど出なくなり病気は沈静化するのです。

09

断食は代謝を促進する

人間の生命活動の中で「代謝」ほど重要な働きはありません。代謝を一言でいうと、「ある物質が酵素の援助により化学反応してまったく違った物質になること」です。具体的には「消化」「入替え」「再生」「解毒」「排泄」「エネルギー」「免疫」「運動」「睡眠」「思考」と、いわば人間の生命活動のすべての行為を「代謝」と呼んでいます。

この代謝が悪くなると人間は必ず病気になります。代謝を悪くする因子は、おおむね決まっています。それは次のとおりです。

過食、動物性タンパク質、砂糖と砂糖菓子、糖化物、酸化食、悪い油脂、乳脂肪製品（牛乳、チーズ）、農薬漬け添加物漬け食品の摂取、加熱オンリー食、タバコ、生の種を食すこと、重金属、アルコール、昼夜逆転生活、ライフスタイルの乱れ、運動不足、運動のしすぎ……こういった食生活やライフスタイルで、消化もさることながら代謝は大きく乱れ悪くなります。代謝はそれゆえ人間の寿命すら左右します。

では、代謝をよくするためにはどうすればよいでしょうか？

●悪い食物や過食をやめ、良い食物かつ少食にする
●悪いライフスタイルを改善する
●ホルミシスなどの温熱を行う（第7章で解説）
●断食をときどき行う
●意識を常にプラス思考にする

断食は代謝行為を蘇らせる最善の方法です。断食をすることで消化に使っていた酵素を代謝に回すことができるからです。消化に回っていた酵素が代謝酵素として働くということほどの代謝改善はありません。断食するとそれが可能になります。

消化酵素と代謝酵素の割合

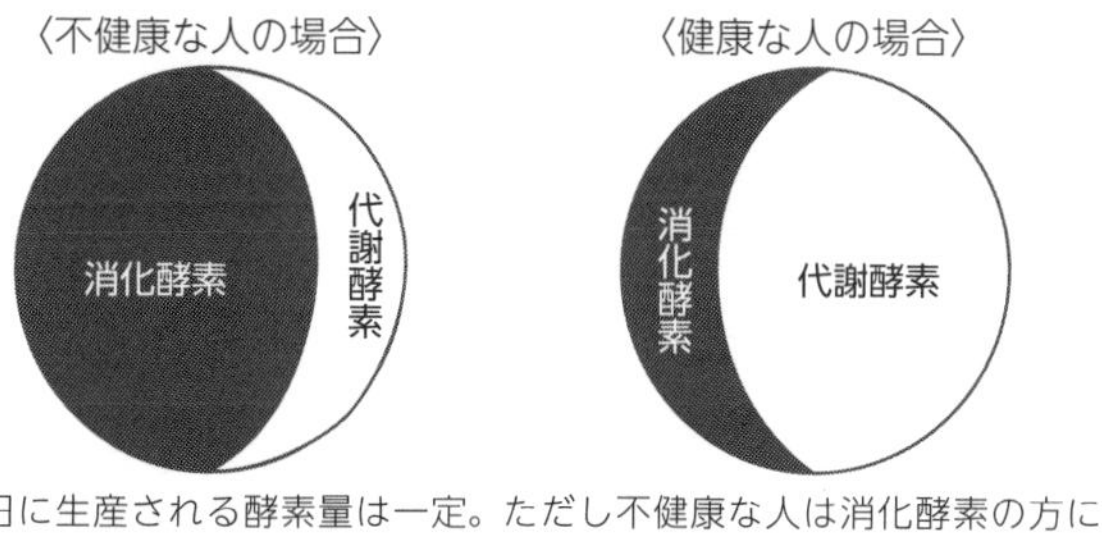

１日に生産される酵素量は一定。ただし不健康な人は消化酵素の方に回ってしまうため、代謝酵素が少なくなり、身体に負担がかかる。健康な人は、消化も順調に行われるので、代謝酵素が温存される。

10

断食はケトン体エネルギーを出現させ、体をエネルギッシュにする

断食を行うと、解糖系エネルギーの後に糖新生が起こり、また同時にケトン体がエネルギー源となります（第3章で解説します）。

ケトン体は脳にも入るので、断食中でも脳はエネルギー不足にはならないのです。むしろ、ケトン体エネルギーによって脳細胞が活性化して、記憶力や解析力が高まるのです。したがって断食は、心身ともにエネルギッシュにするのです。

ケトン体エネルギーが出現する時は、ミトコンドリア系のエネルギーが働きます。このエネルギーは、断食をしっかりやると1～2日で出現します。このエネルギー源は脂肪細胞です。脂肪が燃えてケトン体がエネルギー化します。

人間は、ミトコンドリア系のエネルギーが常に出ていると、がんになることはないし健康でいられます。ミトコンドリア系のエネルギーが常に出ている時の人間の体温は平常より高く、全身の微小循環、毛細血管の流れがよいことを意味します。

微小循環がよい場合は、酸素も栄養素も十全に組織に行きわたり、どんな組織も生き生

きと機能することになります。そういった状態ではがん細胞は生成されにくく、すでにあったがん細胞もアポトーシスを起こし死んでいくのです。

それゆえ、炭水化物を抜いて脂肪やタンパク質ばかりを食べていればケトン体が出て健康によいと「脂肪とタンパク質オンリー食」をすすめる人たちもいますが、私は反対です。なぜなら「抗酸化」なものがゼロだし、健康に必要な食物繊維や酵素、ビタミンやミネラル、ファイトケミカルもほとんどなく、「腸の腐敗因子の塊」の食事だからです。

ケトン体を出すには、とにかく「水だけ断食」がベストです。次いで「梅干し断食」「梅肉エキス断食」もよいでしょう。また「梅干し＋大根おろし断食」も有効です。

私が断食を指導した多くの患者さんがいうには、最初の1～2日は空腹感と空腹による脱力感があって気力も衰えるが、3日目ぐらいになると体が慣れてくるのか、逆に少しずつ体力が回復して、仕事や朝の散歩に何の支障もなくなるそうです。

これはまさにケトン体エネルギーの効果によるものです。

11 断食はサーチュイン遺伝子（長寿遺伝子）のスイッチをオンにする

加齢とともに肌のしみやしわが増えるのは仕方のないことです。それは活性酸素が増えていくからです。どれだけ皮膚の外から化粧しても、内側は老化（酸化）していきます。断食はその老化を食い止め、美貌を保つためにできる唯一の手段かもしれません。実際、欧米のヴィーガンと断食をやっているスターや有名人（たとえばマドンナ）は、いつまでも限りなく若いし、きれいです。それは断食が活性酸素の害を駆逐するからなのです。

断食がいかに素晴らしい治療法であるかは、バルター・ロンゴ教授の報告やロシアのゴリャチンスク診療所での報告、ファーマン医師の報告だけではありません。世界に枚挙にいとまがないくらいですが、そもそも断食は、それこそ紀元前の大昔から用いられてきた治療法の一つでした。近年になればなるほど、断食は医療行為として注目されるようになっていますが、その理由は、20世紀初頭から現在にいたるまで、世の中の人々の過食による肥満の害が指摘されているからです。

肥満の人に長寿の人はいません。相撲取りを見ればよくわかります。引退した力士で80

歳以上生きる人はほとんどいません（例外は極少数です）。たいていは短命です。かつての食習慣を改め食事管理をしっかりしないと、内臓は疲弊してしまいます。足腰は鍛えられても内臓を鍛えることはできません。しかし、内臓の負担を軽減することはできます。

なぜ太った体では長生きできないのでしょうか。その答えは簡単です。肥満とは細胞が増えることではなく、細胞が太ったことによります。

その太った細胞は中性脂肪の脂肪細胞であり、その脂肪細胞から体に有害な物質が出たり、動脈硬化を起こしたり、長寿遺伝子が不活性化したり、病気を起こすアディポサイトカインを出したりするなど、病気促進因子をつくるからです。

■断食は長寿の近道と発表した京大チーム

２００８年12月15日の朝日新聞に、「長生きしたいならカロリー制限を」という記事が載っていました。

これは、京都大学の西田栄介教授（細胞生物学）らの研究チームが、さまざまな動物の線虫の実験で、カロリー総量は減らさなくても、飢えを繰り返し経験すると寿命が延びることを発見しました。また、この仕組みに関わる遺伝子も突き止め、英科学誌『ネイチャー電子版』にも発表しました。

線虫は長さ1ミリほどで、寿命は25日ほど。チームは餌を減らしてカロリー制限をすると、約1・2倍、寿命が延びることを確認。一方、2日ごとに2回絶食させて断続的に飢えさせると、寿命は1・5倍も延び、しかも活発に動いていることを見つけました。断食させた線虫で寿命が延びる時には、Rhebという遺伝子が働いているとのことです。この遺伝子は、自由に摂食できる時には寿命を抑える働きをする可能性も示されました。食事制限と寿命延長を結びつける仕組みが複数あり、この遺伝子はそのうち三つに影響すると研究チームは推測しました。

食事制限には、がんや糖尿病など老化にかかわる病気を抑えるという報告もあります。この遺伝子はヒトも持っており、西田教授は「2型糖尿病など、糖化にかかわる疾患の発症を遅らせることができるかもしれない」と話しているとのことです（取材：朝日新聞・木村俊介氏）。

■サーチュイン遺伝子（長寿遺伝子）

寿命を延ばす因子として最近有名なのは「サーチュイン遺伝子（長寿遺伝子）」です。サーチュイン遺伝子が活性化された時、寿命は大きく延びることがわかっています。

サーチュイン遺伝子は、アメリカ・マサチューセッツ工科大学のレオナルド・ガレンテ博士らが1999年に発見しました。

ガレンテ博士らの研究グループは、線虫を使い実験を重ねました。カロリー制限をした線虫は寿命が2倍も延びたことを見つけたのですが、その寿命を延ばす遺伝子は、餌を制限した時のみ発現するという特殊な性質を持っていたのです。

ガレンテ博士はこの遺伝子を「サーチュイン遺伝子」と命名し、論文を科学誌『セル』オンライン版に発表しました。

このサーチュイン遺伝子は、単細胞の酵母菌から、線虫、ショウジョウバエなどの昆虫、さらに人間にまで分布するものだということもわかってきました。ヒトを含む哺乳類では7種類見つかっており、「SIRT1～7」と命名されました。

さらに詳しく調べると、こういう長寿遺伝子がカロリー制限食によって活性化された時は、全身の代謝酵素をフル動員して活性酸素を退治する機能が強く働き、老化を防ぎ、全身を若々しくさせることがわかってきました。サーチュイン遺伝子と代謝酵素の関係は興味深いものがあります。

この反対に、肥満者にはサーチュイン遺伝子の活性はまったくありませんでした。そのため、肥満者の体は活性酸素が多く、体内は錆びつき、病的になり、短命なのです。先に述べた京大チームによる「長生きしたいならカロリー制限」という発表と、ガレンテ博士の発表は、結論的にはまったく同一のものです。

■サーチュイン遺伝子（長寿遺伝子）の特徴

サーチュイン遺伝子には三つの特徴があります。

- ●ぬくぬくした温かい環境（赤道直下など）では活動しない
- ●取り除くと早く死に、逆に増やすと延命する
- ●活性化してやらないと働かない

この遺伝子は何らかの刺激によって活性化させないと働きません。その活性化スイッチこそが「断食」です。

北極圏にあるグリーンランドに生息する細菌は、サーチュインがしっかり存在するといいます。つまり、きわめて過酷な環境で生活する生物ほど、サーチュインが活性化されるのです。水断食を何日かすると、確実にサーチュインが活性化するスイッチが入ります。「栄養のない過酷な環境でも生き伸びよ」というメッセージが発せられるのでしょう。

12 断食でオートファジーが働く

断食や長寿を最先端科学で語る上で欠かせないのは「オートファジー」でしょう。

オートファジーは、学者のクリスチャン・ド・デューブ、ジョージ・エミール・パラーデ、アルベルト・クラウデらが発見しました。この功績は1974年のノーベル生理学・医学賞の受賞となりました。また近年では、2016年に日本人の大隅良典氏（東京工業大学名誉教授）がオートファジーの仕組みを解明し、その功績が称えられノーベル生理学・医学賞を受賞しています。

オートファジー（Autophagy）とは、細胞が持っている細胞内のタンパク質を分解するための仕組みの一つで、日本語で「自食《じしょく》」と訳されます。オート（Auto）とはギリシャ語の「自分自身」を表す接頭語で、ファジー（phage）は「食べる」という意味です。酵母からヒトに至るまで、真核生物に見られる機構のことであり、これは生命を維持するために欠かせない仕組みです。

人間には、60兆個もの細胞が存在しているとされていますが、酸化し古くなったタンパク質の多くは体外に便や汗や尿となって排出されます。しかし排出されなかったものは細胞に残り、細胞を衰えさせダメージを与え、下手をすると細胞を死に至らしめます。すると体調不良が起こり病気になります。そこで細胞死が起こる前に、古くなったり壊れたりした細胞内のタンパク質を集め分解し、それを元に新しいタンパク質をつくる機構が存在します。それがオートファジーです。

細胞内にはミトコンドリアというエネルギーを生み出す小器官があります。1個の細胞には数百から数万も存在します。このミトコンドリアが活発だとＡＴＰというエネルギーがしっかり出て人間は元気でいられるのですが、ミトコンドリアもオートファジーによって新たに生まれ変わります。オートファジーは「古くなった細胞を内側から新しく生まれ変わらせる仕組み」なのです。

オートファジーは細胞内に侵入した病原菌やウイルスも分解、浄化し排泄させる力も持っています。それゆえどんな病気にも有効に働く力になることから「健康に欠かせない機構」でもあるのです。

オートファジーは食物を摂取した時には働かないという特徴があります。細胞が飢餓状態（断食）を16時間続けた後に働き始めるのです。そこで、「水断食（絶食）」をして飢餓状態を16時間以上、可能であれば48時間続けるとオートファジーの機構は活動を開始します。

その結果、次のことが起こってきます。

①内臓の臓器が少しずつ正常化していく
②ミトコンドリアが活発化しエネルギッシュになる
③酸化した体脂肪が抜け落ち悪玉のサイトカインが出なくなり慢性病が改善していく
④がん細胞がアポトーシス（自死）し、どんどん抜け落ちていく
⑤血液状態がよくなり動脈硬化などが改善していく
⑥サーチュイン遺伝子（長寿遺伝子）が活性化する

24時間、水だけ飲んでいるとオートファジーの機構は発揮されますが、すぐに①〜⑥が起こるわけではありません。ショート断食やミドル断食を時々繰り返して行うと、少しずつよい状態になっていくと考えられます。

オートファジーはあらゆる生物が備えている基本的な生命機構です。ある程度の飢餓状態でしか発揮できないのは、食べれば食べるほど細胞内の環境が悪くなるからです。

どんな病気も細胞内の環境が劣悪になって起こります。その細胞内の劣悪な環境は過食では火に油を注ぐだけです。クスリも同様です。一度すべてを抜いて新品にしなくてはなりません。

そこで必要なのが、断食なのです。水だけ断食を1日以上行うと、オートファジーの機構が働くのは劣悪な物をよい物に切り替え、再利用したいからです。オートファジーが飢餓状態で出現するのは人間や生命の持つ、少しでも生き延びようとするための救命機構といえるでしょう。

なお、オートファジーについては、ノーベル賞を受賞した大隅良典氏の共同研究者である吉森保氏（大阪大学教授、生命科学者）の著書『ＬＩＦＥ ＳＣＩＥＮＣＥ 長生きせざるをえない時代の生命科学講義』（日経ＢＰ）にわかりやすく書かれているので、同書をお読みになるとよいでしょう。私は近い将来、吉森氏もノーベル賞を受賞する可能性が高いと思っています。

13
「3days断食」の効果

断食を最低3日間やると、軽い病気はだいたい治ります。

「3日断食するだけで、体の不調は大きく取り戻せますよ。健康に向かいますよ」と患者さんにいうと誰もが驚きますが、本当に治るのですから仕方がありません。私は続けて患者さんにいいます。

「もしやる気があるなら、引き続きあと4日でも5日でも断食を続けると、さらに健康になりますよ」

「軽い病気なら3日間、中程度の病気なら9日間、重い病気なら1か月」

さて、「断食」という言葉を聞いた途端に拒否感を持つ人はどのくらいいるでしょうか？

きっとほとんどではないでしょうか。10人のうち9人は「断食なんてとんでもない」とか「絶対いやだわ、そんなお腹の空くことなんて」と否定的になるのは間違いないでしょう。いや、10人のうち10人かもしれませんね。

なぜ、拒否感を抱くのでしょうか。それはやはり、断食が人間の本能に反しているからでしょう。「食べる」それも「美味しいものを食べる」ということは、人間の本能に違いありませんし、なんといっても日常生活の最大の楽しみの一つです。

イタリアに「アモーレ」「カンターレ」「マンジャーレ」という言葉があります。アモーレは愛し合うこと、カンターレは歌を唄うこと、そしてマンジャーレは食べることです。

この本能に反した断食を主張するのが、本書の内容です。ですから初めから拒否感を持たれても仕方がないと思いますが、これが大変意義のあることなので、がんばって続けて読んでいただきたいと思います。

「ちょっとした病気」とか「ちょっとした症状」はよくあることです。列挙すると次のようなものです。

- ●肩こり、腰痛、背痛、寝ちがえ
- ●風邪
- ●急性気管支炎、咽頭炎、喉頭炎、咳、鼻水、痰
- ●急性大腸炎（下痢、腹痛）
- ●急性胃炎（腹痛、胃痛、嘔吐、吐き気、胸痛、口臭、しゃっくり、ゲップ、悪心）

●逆流性食道炎
●急性結膜炎
●ニキビ（吹出物）、皮膚の化膿
●虫歯、歯周病
●急性外耳炎
●急性湿疹、じんま疹
●内痔核、外痔核
●鼻血
●膀胱炎
●急性膝痛
●糖尿（初期）
●急性腎盂炎
●頭痛（片頭痛、緊張性頭痛ほか）
●尿閉（軽い場合）
●めまい（メニエール病）
●高血圧症、動脈硬化、脂質異常症

●リウマチほか膠原病
●生理不順、生理痛
●花粉症
●アトピー性皮膚炎
●気管支喘息
●狭心症ほか心臓病

このなかには、3日間の断食だけで治る症状や病気もありますが、6日間ほど断食が必要な病気もあります。しかし、そのどちらのタイプであっても、3日間断食すると、体はおそろしく軽くなることでしょう。それこそ目が覚めたように元気になります。「3days断食」はそのくらい効くのです。

私がある意味〝三日坊主〟でよいとするには理由があって、断食は1〜2日目ぐらいが精神的に苦しい（空腹感による）のですが、3日目ぐらいから慣れてきて、体力・気力も回復してくるのです。すると、3日目ぐらいから以降は何も食べなくてもふつうに生活でき、空腹によるストレスからも解放されていくのです。だから3日間が限界なのではなく、さらに1週間〜1か月ストレスなく続けられるのです。

14

西洋医療では生活習慣病や難病が治らないのはなぜか

西洋医療は救急病や外科的疾患には大変効果があります。しかし、生活習慣病などの慢性疾患ではその効果はきわめて脆弱です。このことは、1977年に発表されたアメリカのいわゆる『マクガバンレポート（上院議員栄養問題特別委員会報告）』で指摘されました。その後、多くの研究結果からその考えはますます信憑性を帯び、「西洋医療では慢性病は治らない」は常識になっています。

そして2000年頃から、アメリカは慢性病には西洋医療をやめ「自然医療（酵素栄養療法）」で治療する医師が現れてきました。アメリカのみならずヨーロッパの国々（特にイギリス）もそういったやり方をする医師が増えてきたのです。

なぜ西洋医療では慢性疾患はよくならないのでしょうか。

それは西洋医療が「アロパシー的治療」だからです。アロパシー的治療とは「目先対処」の治療であり、「対症療法」ともいいます。血圧が高ければ「降圧剤」、がんがあれば「抗がん剤」「放射線」、喘息があれば「ステロイド」、脂質異常症があれば「コレステロール改善剤」といった目先の現象を改善するやり方です。このやり方では治りません。一時的に症状を抑えるだけです。クスリを飲めば数値は正常化しますが、飲まなければ元に戻ります。

この目先のやり方のどこが悪いかというと、初めはよくても、後々大変な副作用または反動が出るからです。この副作用は、場合によっては致死的な状況をもたらすこともあります。

喘息があるからといって「ステロイドホルモン剤」を飲み続けると、突然死をまねくことなどはその典型です。

アロパシー的対症療法は、患者さんをクスリ漬けにするばかりで原因を正さないのです。もぐら叩きで1回もぐらを叩くと違うところにまた一つ出るようなものです。いや、一つ叩くと5つも6つも反動が出るのが西洋医療です。だから怖いのです。高血圧だからと血圧降下剤を飲み続けると、「認知症」になることが多い。血圧が下がっても認知症になったら意味がありません。

このようなことがわかってきたので、欧米はアロパシー的医療をやめる傾向になり、自然医療、酵素栄養療法に向かう医師が増えているのです。

15 本当の治療法はナチュロパシーしかない

酵素栄養療法（自然医療）が、なぜ欧米で治療法として行われるようになってきたのでしょうか。酵素栄養療法的自然医療のことを「ナチュロパシー」といいます。ナチュロパシーは、食物を正し、腸内環境を徹底的によくする治療法です。この医療は病気の原因を断つ治療法です。

マクガバン報告では、「病気は食物の悪さで起こる」と結論づけました。食物の悪さという大原因を残したままでは病気は完治しません。

ナチュロパシーの酵素栄養療法は、断食とヴィーガンを基本として行います。具体的には「ヴィーガンを長い期間やり、ときどき断食する」ことです。

本章では、多種多様な断食の効果をまとめましたが、これだけの効果がある断食を医療で活用しない手はありません。また、断食の効果はクスリのように一時的なものではなく、原因を除去する根治に向かうものであり、断食後も長く続いていくものです。

断食の効果についてはまだまだ半信半疑の人も多いのですが、私の臨床経験や先に紹介したアメリカの断食センターでの実績、ナチュラル・ハイジーンのレポートのほか、先述のように世界中から科学的なエビデンスも出てきています。

とはいえ、断食の生体への作用と効果については、まだまだ科学的に分析して考究しなければなりませんが、私は大きく四つの機能・効果があると考えています。

①酸化防止機能
②毒素排泄
③長寿遺伝子の活性化
④高エネルギー代謝

①、②、③については本章でだいたい解説しましたが、④については、次の章でも詳しく解説していきます。

第3章

断食しても体力は大丈夫？

——エネルギー代謝の原理を知っておこう

「断食すると栄養不足になり（栄養バランスがくずれて）体調不良になる」――大多数の人が、そして医師にもこういうことをいう人がいます。

私は病気治療の目標を根治に置いていて、そのメソッドとして断食を多用しますので、このような指摘をする人たちからは変人扱いされたりしますが、人様の評判はともかく、自身の臨床経験からして、今までに断食で体調不良になった人は一人もいません。というよりも、病気が根本から治っていき、体調はすこぶるよくなります。治療が難しいとされるがんも治癒していくのです。

なぜ、断食でこのようなことが起こるのでしょうか？

本章では、生体の仕組みから解説していきましょう。

01 エネルギー代謝のメカニズム

私たちはエネルギーを使って活動しています。エネルギーが出なくては、生命を維持することはできません。

そのエネルギーの作り方には、二つの系統があります。

❶解糖系

これは酸素を使わず嫌気的に行われます。１００メートル走を息もつかずに駆ける時に使う白筋は、この解糖系が使われます。

20億年以上前の原子的な単細胞生物は、解糖系だけで生きていました。地球ができて47億年といわれていますが、20億年以上は無酸素で生きている単細胞生物だけで、その生物はほとんど不老不死でした。

20億年くらい前に、珪藻類という藻が大繁殖しました。これが光合成することで、それまでの単細胞生物は生きられなくなりました。そこにミトコンドリア生命体が寄生合体して、酸素があっても生きられる体となったのです。シアノバクテリア（藍藻：酸素を発生する光合成を行う真核生物）はその合体した生命体です。

❷ミトコンドリア系

これは酸素を使う好気的な系で、クエン酸回路と電子伝達系によりエネルギーをつくります。脳や骨格筋、持続力の赤筋はこのミトコンドリア系が使われます。

細胞内にたくさんあるミトコンドリアがエネルギーをつくる時は、紫外線やカリウム40が必要とされます。ミトコンドリアは細胞内で小さな原子炉の働きをしているので、効率よくエネルギーをつくることができます。

人間の一生は解糖系による分裂に始まり、ミトコンドリア系との調和を保ちながら過ごし、晩年はごく少食になってミトコンドリア系で一生を終えます。

ちなみに、がんは酸素が嫌い（嫌気的）な「解糖系」が優位に立つと出現します。がんからの脱却や予防には、ミトコンドリア系を活用することです。

02

断食時のエネルギー回路とエネルギー生成のプロセス

さて、水しか飲まない断食（少量の塩分は摂取する）をした場合、その間のエネルギーはどこからくるのでしょうか。プロセスを解説すると次のようになります。

❶第1ステップ——グリコーゲンの燃焼（解糖系）

断食を始めると、まず体のメカニズムが一挙に切り替わります。最初に肝臓に貯蔵されたグリコーゲン（グルコースの長連鎖）がグルコースに分解され、血液中に入りエネルギー源となります。グリコーゲンの量には限りがあります。肝臓でせいぜい100グラム、筋肉で250～400グラムしかありません。グリコーゲンのエネルギーは8～13時間で枯渇してしまいます。

❷第2ステップ——タンパク質による糖新生（タンパク系）

断食を開始した当初はまだ解糖系エネルギー、つまりブドウ糖由来のエネルギーです。

それが7〜10時間ほど経って肝臓のグルコースがなくなり枯渇し始めると、タンパク由来のエネルギーになります。これが「糖新生」です。

タンパク質による糖新生は主に肝臓で行われますが（一部腎臓で行われる）、他の臓器では行われません。

このエネルギーも長くは続きません。糖新生を行うのに必要なグルコース6リン酸フォスファターゼという酵素が人間には肝臓と腎臓にしかなく、糖新生は肝臓と腎臓のみが行います。糖新生が短時間で終わる理由は、筋肉が消耗されるのを補うからです。

❸第3ステップ――ケトン体によるエネルギー（ミトコンドリア系）

体内にはタンパク質が大量にあるのに、なぜ糖新生が早く終わるかというと、人間は体のタンパク質の半分を消費するとすぐに死ぬからです。

そこで、脂肪のエネルギーに切り替える機構があります。タンパク質での糖新生が短時間に終わり、その直後、脂肪によるケトン体のエネルギー源に切り替わります。またはグリコーゲンがなくなった段階で、糖新生と脂肪によるケトン体エネルギーの同時進行が始まっているかもしれません。

ケトン体は血液脳関門（ＢＢＢ）を通るため、脳のエネルギーとなります。このケトン

エネルギー代謝　3つのパターン

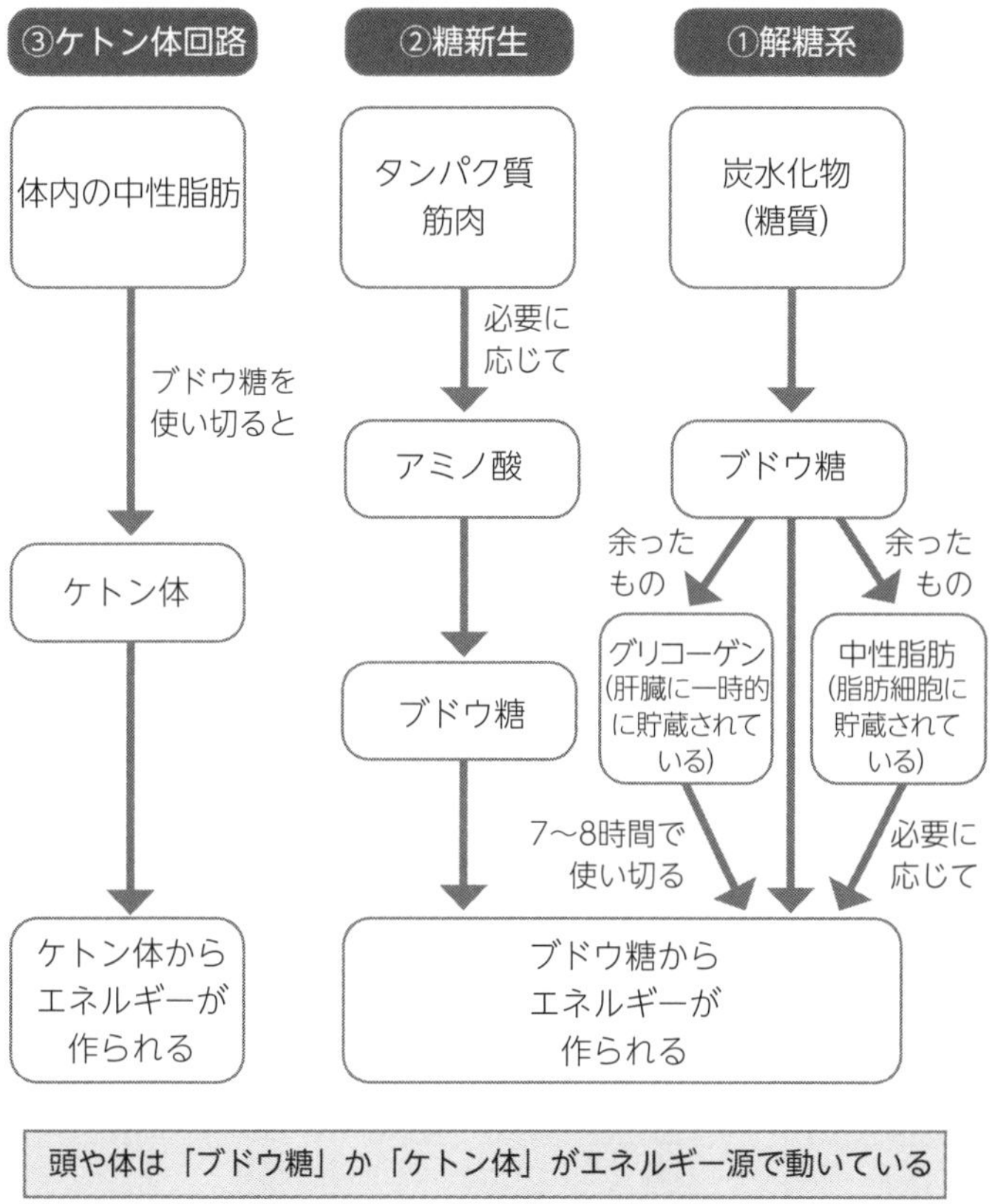

出典：白澤卓二著『体が生まれ変わるケトン体食事法』（三笠書房）

体のエネルギーは、脂肪細胞（中鎖脂肪酸）から出現するものです。それゆえ断食をしっかり実施すると、細胞便秘していた細胞（脂肪細胞・糖化物その他）は抜け落ち、その結果痩せていきますが、脳は血糖（グルコース）がなくてもケトン体をエネルギーにできるので栄養不足になることもありません。

断食を実行すると、エネルギー代謝は、①解糖系⬇②糖新生⬇③ケトン体エネルギーと変化していきますが、②の糖新生の時間はせいぜい2～3時間という短さです。しかも糖新生後に脂肪によるケトン体エネルギー（③）に移るのではなく、どうも②③は同時に行われているようなのです。

いずれにしろ、人間には「タンパク質は（筋肉）を極力保存したい」というメカニズムがあるからのようです。人間の体の中にあるタンパク質成分が半分になると人間は死んでしまいます。それゆえ人間の体は極力、糖新生は短くして、脂肪によるケトン体エネルギーに移行するというメカニズムになっているようです。

03 断食すると脂肪細胞がエネルギー源になる

一般的に食後約60分弱で、血糖値はピークに達します。すなわち最も早く消化する炭水化物が単糖に消化され、グルコースとして血流に放出される量が最大になるのは、食後約１時間前後と考えられます。

健常者が食事をする場合、通常血糖値は１４０㎎／dℓ未満ですが、単純炭水化物を多く摂った場合はもっと高くなります。しかし、いずれの場合でも、通常は食後２～３時間で食事前の値に戻ります。単純炭水化物を摂った時は、量にもよりますが１８０～２４０㎎／dℓにもなります。

空腹時の健常者の血糖値は、80～１１０㎎／dℓです。食後3～4時間で消化吸収が終わり、それまでに使用されなかったグルコースはグリコーゲンに変換して筋肉と肝臓に貯蔵されますが、すぐに脂肪細胞に変換されます。これが肥満の元になるわけです。

食べ過ぎによる肥満や脂肪細胞の増大は、生活習慣病の大きな因子です。これを取り除くために、多くの人が食事制限をしたり、運動をしたりしますが、なかなか「食べる欲求」

と「楽したい欲求」に勝てず、ダイエットに失敗する人が多いのは仕方のないことかもしれません。

私はダイエット目的のための断食はあまりおすすめしていませんが、断食すると糖分が供給されませんから、前項の解糖系のエネルギーを使うことができません。そこで、ミトコンドリア系エネルギーの回路がまわるのですが、この時にエネルギー源になるのは脂肪細胞に蓄積されている脂肪酸（ケトン体になる）です。

肥満は、通常は病気の因子であり健康にとってマイナスですが、（断食を含む）飢餓という特殊な状態においては、エネルギー源（ケトン体）となって、生命維持活動に貢献するのです。

なお、ダイエット目的で行う断食の場合、注意しなくてはならないのはリバウンドです。せっかく1週間断食したのに、その後すぐに元の食生活に戻ったのでは何の意味もないというか、以前よりも体が脂肪を蓄えるようになるので、かえって太ってしまうのです。これは、飢餓状態に備えて体内にエネルギー源を蓄えておこうとする生理現象です。

こうしたリバウンドが起きないようにするには、本書の巻末で紹介した「断食養生メニュー」の回復食を参考にして、少しずつ食事の量を適正にしていけばよいでしょう。

04 酸素嫌いの細胞と、酸素好きなミトコンドリア

私たち人間は、酸素がなければ生きられませんが、瞬発力と細胞分裂だけは、今でも「酸素嫌い」の解糖系に依存しています。

学校では「食べたものを呼吸の酸素で燃やしてエネルギーをつくる」と教わりますが、そうでない「酸素要らず」の世界もあるわけです。

私たちは酸素が嫌いな母体に、酸素の好きなミトコンドリアが入ってできたので、結局は母体が酸素焼けを起こして死ぬ。つまり酸化＝活性酸素でやられるわけです。それが老化であり、そして死なのです。

この大原則に逆らうことはできません。しかし、酸化を遅らせることはできます。

①スカベンジャー（お掃除人）といわれる抗酸化なもの（生野菜、フルーツ、納豆他）を食べる。

②ときどき断食をする。

③ 少食で生きる。

この三つで、長命で110歳くらいまでは健康で生き、しかも死ぬ時は眠っているうちに死ねるのです。

断食は、健康な長寿という意味からも重要だということを知っておいてください。

■世界最大の疫学調査「チャイナ・スタディー」

1983〜1984年、アメリカの栄養学の権威であるT・コリン・キャンベル博士(コーネル大学教授)が呼びかけ、オックスフォード大学や中国科学医療研究院、中国衛生部などの合同で行った史上最大の疫学調査。この調査で明らかになった結果は以下のとおり。

●アメリカ人のタンパク質摂取量は15〜20%(内80%は肉)であるのに対して、中国人のそれは10%(内90%は植物由来＝大豆などの豆類)程度

●アメリカ人男性の心臓病死亡率は中国人男性の17倍

●アメリカ人女性の乳がん死亡率は中国人女性の5倍

●結論として、動物性タンパク質の摂取量が多いほど、糖尿病、がん、悪性リンパ腫、心臓病、多発性硬化症、脳卒中、白血病、膠原病などの疾病が多くなる

05
断食をしても栄養失調にならないのはなぜか

「水しか飲まなければ栄養失調になってしまう」
と考える人は少なくありません。先述のように、人間は食べ物をエネルギー源として生命活動ができているのですから、そう考えても不思議ではありません。しかし、こういうことをいう人は、たいてい勉強し過ぎた左脳人間のエリートか医者だというのは、なんとも悲しいことです。なぜなら、これはまったく事実ではないからです。

無人島に漂流した人、あるいは山中で遭難した人が水だけで何か月も生きることができたのはなぜでしょうか。

また、後述する俳優の榎木孝明さんの例もあります。榎木さんは1か月間、ほんの少しの塩と水だけで生活してみたのです。その結果は素晴らしいもので、採血したラボデータは正常そのものだったのです。

もし「食べないと死ぬ」が本当なら、榎木さんは死んでいたでしょうし、少なくとも元気がなくなっていたでしょう。水断食をすると実際には次のことが起こるのです。

●栄養失調にならない（やり過ぎるとなりますが）
●むしろ元気が出てエネルギッシュになる

「水断食（水＋塩分）」を続けていると、ケトン体がエネルギーになります。

ただ、はじめのうちはいいのですが、長期間だと酸性になり体調が悪化しやすいため、私はがん治療以外での長期間にわたる水のみの断食はあまりすすめていません。

5～6日間断食をしたら、それ以降は大根おろしや梅干しといったアルカリ性の抗酸化食品をごく少量摂る「半断食（おろし断食）」が望ましいのは、水と塩だけの断食が長いと、多少酸性体質になっていくからです（牛乳断食や玄米スープ断食はまったくダメな断食です。酵素のない断食はかえって体調を悪くします）。

人間は、体の中のタンパク質の50％を分解し尽くせば死

《人間の基礎代謝と生存日数》

体重 70kg、体脂肪 20％、脂肪のカロリーを 9 kcal/g、消費する基礎代謝を 1,200 kcal ／日とすると、

70 kg × 0.2 × 9 kcal/g ＝ 126,000 kcal
126,000 kcal ÷ 1,200 kcal ＝ 105 日

つまり、3か月半は生存できる。

に至ります。しかし、タンパク質が半分もなくなるには長い時間がかかります。水分だけ断食の場合は、食塩と水のみならば、理論上３か月は大丈夫です。そのくらいであれば、タンパク質の50％は保持されます。

■榎木孝明さんの場合

１か月間水断食をした俳優の榎木孝明さんは、病院に入院して１か月間、水（と少しの塩）のみで生活、その結果は素晴らしいものでした。

- **すべてのデータが完璧に正常化**
- **ニオイのない大便が大量に出た**
- **体が軽くなった**
- **体重が正常化**

このエピソードは、榎木さんの著書『30日間、食べることやめてみました』（マキノ出版）に克明に記されています。

しかしながら、１か月間の水断食は、榎木さんのような背が高く体重もしっかりある人にしかあまりおすすめできません（榎木さんは身長178センチ、体重76キログラム）。

痩せて体重の少ない人やお年寄りは、せいぜい4〜5日間（場合によっては2〜3日間）のショート断食をした後、ヴィーガンの食事をやったほうがうまくいくことが多いようです（患者さんの断食例から）。

一度、3日間断食をしてみて、3か月くらいしたらまた3日間断食することを繰り返すのです。痩せている人やお年寄りには、この方法がいちばんよいようです。

身長180センチ、体重80キロの男性の例ですが、これまでに「3日」「7日」「20日」の断食を行いました。その減量結果は以下のとおりです。
●3日間の断食＝体重2・5kgダウン（腸内の消化物＋タンパク質＋脂肪の減少）
●7日間の断食＝体重3・5kgダウン（ケトン体エネルギーになり脂肪が減少）
●20日間の断食＝体重6kgダウン（脂肪細胞が大幅に減少）
3日間の断食では腸内にはまだ食物の消化物が残っていますから、まずこれが排便とともに減少し、その後に糖新生〜ケトン体エネルギーに切り替わって、体内のタンパク質と脂肪細胞が減少します。さらに7日間、20日間と断食を続けていくと、減少していくのは脂肪細胞だけとなります。体重の減少は鈍化していきますが、そのほとんどが脂肪であることを考えると、やってみる価値はあります。

06
断食時のケトン体エネルギーは解糖系エネルギーの19倍

榎木さんのように1か月間断食しても元気でいられる理由は、一にも二にも、ケトン体エネルギーが糖質のエネルギー（解糖系）に代わって出現して、エネルギー回路をまわすからです。そのケトン体エネルギーはミトコンドリア系に入り、ミトコンドリア系エネルギーとなりますが、このミトコンドリア系エネルギーは解糖系の約19倍ものエネルギーなのです。それゆえ、食べている時とは比較にならないエネルギーを生み出し、逆に元気になっていきます。断食の最初は食べないことによる空腹感などで体力が落ちたような錯覚に陥りますが、実際には体力はすぐには落ちません。

今までの常識で生きている左脳人間はこのようなことを知らないから、「食べないと栄養失調になる」などと短絡的な思考になりやすい。読者の皆さんはこのような〝常識的嘘〟にだまされてはいけません。医者も大半はこのようなことを知らないのです。

どうかこのような嘘にだまされずに、ときどきショート断食にチャレンジしてもらいたいと思います。それで健康を害するということは一切ありません。

07
断食を続けても脳に栄養がいき、頭脳がよく働くのはなぜか

水しか飲まない断食を続けてもエネルギッシュになるのは前述のとおりですが、ケトン体エネルギーはＢＢＢ（血液脳関門）を通るため、脳のエネルギーになることがわかっています。そのため水断食を長く続けても、脳がおかしくなることもないのです。

むしろ水断食を7～10日もやると、脳はきわめてクリアになり、記憶力がよくなったり、頭の回転がよくなったりします。

その理由は、やはりケトン体がミトコンドリア系のエネルギーとなり、解糖系の19倍ものエネルギーを出すからです。このエネルギーは脳内伝達物質を円滑に回す原動力となり、頭の回転は非常によくなります。

断食した人の話を聞くと、「断食中は頭がすごく冴えて、いろんなことがわかるようになった」といいます。つまり断食は、頭の回転をよくするのです。「勉強がいまいち進まない」と悩んでいるなら、3～5日のショート断食をおすすめします。

5日も続けると突然のごとく頭はスッキリして、すべてが楽々と解明できることを自覚するでしょう。頭の中の夾雑物《きょうざつぶつ》が取り除かれ、アセチルコリンやセロトニンといった数十種類の脳内伝達物質がしっかりと作動し始めるようになり、脳の回転がびっくりするくらいよくなるからです。断食をやると、勉強は驚くほどできるようになるでしょう。

また、深い睡眠も可能になります。断食した後の睡眠は断食前とは比較にならないぐらいに熟睡できるようになるし、目覚めた時の爽快感も違ってきます。

断食をして脳内伝達物質がしっかり作動することは、脳自体をよくする原動力なのです。それゆえアルツハイマー病の最大の予防は、断食を定期的に実行すること、そして引き続きヴィーガンの食事をすることにつきます。

■脳が必要とするエネルギー

人類と他の哺乳類の大きな差は、体全体に対する脳の大きさの比率です。たとえば、象の脳の重さは7500gで、人間の1400gよりはるかに重いけれど、体全体の1／550の比率です。これに対して人間の脳は体全体の1／40です。つまり比率でいえば、人間は象よりも14倍近くあるということです。そして、「脳力」や「知性」のカギは、体の重さに対する脳の重さの割合なのです。

さらに重要なのは、人間の脳が不釣り合いなほど多量のエネルギーを消費することです。人間の脳は全体重の2・5％しかありませんが、静止時の体のエネルギー消費量のなんと22％を消費しています。

脳が消費するブドウ糖の量は1日約120g。安静時では1時間約3・4gです。人間の脳は、ゴリラやオランウータン、チンパンジーなど他の類人猿の脳より、約3・5倍も多くエネルギーを消費します。

したがって、人間が脳を機能させ続けるには、食事でカロリーをしっかり摂る必要があります。

しかし、時には食物がまったく手に入らない場合もあります。大飢饉の時とか無人島に流れ着いた時とか、大雪で閉じ込められた時とかいろいろあります。そんな時、すぐに餓死しないために用意されたメカニズムこそ、脂肪からのエネルギー源＝ケトン体を使う仕組みなのです。

進化の観点からいえば、血糖が低下し、肝臓のグリコーゲンがもはや使えない（飢餓状態）時にケトンを燃料として使う能力は、狩猟採集を続ける時に必須でした。ケトンは人間の進化において重要な仕組みであり、そのお陰で私たちは食糧不足の時にも生き延びられたわけです。

この点で、人間は動物の中でもかなり特殊です。おそらくは体の重さに対する脳の重さの割合が大きく、脳が大量のエネルギーを必要とするからでしょう。

ヒトは脂肪を「ケトン」という分子に分解することができます。断食が脳を育むという不思議さはありますが、「断食をするとケトン体が出現し、そのケトン体が脳を育むという回路を人間が持った」ことから、断食や飢餓の時でも元気に生きられたのでした。

人類の親戚であるネアンデルタール人は、３〜４万年前に地球上からいなくなりました。ネアンデルタール人は自分よりも賢いホモ・サピエンスに「消された」のではありません。多くの学者は、その理由を「絶滅のおもな原因は食糧難」ではないかと考えています。ネアンデルタール人は、脂肪を利用して脳に栄養を与える生化学的回路がなかったことで生き抜けなかったのです。

08 ケトン体は脳細胞のアポトーシス（自死）を防ぐ

断食によるカロリー制限はさまざまな反応経路を活性化することができ、それらの反応は脳を保護するだけではなく、新しい神経回路網の成長も強化します。一方、同じ反応経路は、脂肪細胞からケトン体が出てそれが脳のエネルギーになることでも活性化されます。

このメカニズムから、1920年以来、いわゆる「ケトン食療法」がテンカンの処置となり、現在ではパーキンソン病、アルツハイマー病、ALS、さらには自閉症に対しても治療効果のある選択肢だと再評価されつつあります。

ある研究では、パーキンソン病患者が28日間のケトン食療法を行っただけで、投薬や脳外科による治療にも匹敵するほど著しい改善を見せました。

ケトン体が脳をよくする理由としては、ケトン療法によって、脳内のアミロイドが減少することがわかっており、記憶をつかさどる海馬のグルタチオン（体内に生来存在し脳を保護する抗酸化物質）が増加し、さらにミトコンドリアの増加を促し、代謝効率を上昇させるからです。その結果、脳細胞のアポトーシス（細胞の自死）の反応経路を妨げるのです。

09
ミトコンドリア系エネルギーの大きな利点

断食を2～3日行うと、ケトン体エネルギーが主力となりミトコンドリア系のエネルギーとなります。このエネルギー回路がまわると、人間はおおむね健康になるようにできています。その理由は、ミトコンドリアは、自ら「SOD（スーパーオキシドディスムターゼ）」という活性酸素を除去する酵素をつくって、活性酸素を水にしてしまうからです。ただし、活性酸素があまりに多いとSODだけでは処理ができなくなり、「細胞障害酸素」という酸化促進の悪玉活性酸素がつくられてしまいます。その結果、ミトコンドリアの機能が低下し、エネルギー産生力も減少してしまいます。

しかし、ここで断食日数を増やしたりヴィーガンをしっかりとやると、この悪玉活性酸素はほとんどつくられなくなります。痛みやしびれの元である乳酸も出ず、がん細胞もアポトーシス（自死）して減っていきます。神経疾患や膠原病などの難病、奇病も活性酸素が根本原因なので、体調が驚くほどよくなり完治していくのです。ミトコンドリアにはSODという抗酸化物質をつくるという大きな利点があるのです。

また、ミトコンドリアは酸素を利用して大きなエネルギーを産生します。そのエネルギーは解糖系の19倍もあります。ミトコンドリア系のエネルギーをしっかりと出すことができれば、人間は病気知らずで生きることができます。では、どうすればミトコンドリアを活性させることができるのでしょうか。それは次のとおりです。

①断食
②日光浴とウォーキング
③深呼吸（酸素吸入）
④ヴィーガンの食事

断食を行い、その後にヴィーガンの食生活にすると、細胞内にあるカリウム40という特別なカリウムが活性化されます。カリウムの原子量は通常は39ですが、40というカリウムが細胞に0・012％あり、それが力を持つのです。このカリウム40が力を持つと、ミトコンドリアはますます活性化します。

ミトコンドリア系は持久力の世界です。持続して頭を使ったり、心臓をゆったり動かしたり、散歩などのゆるやかな運動には大変向いています。ミトコンドリア系が働くと、脳は活性化し脳神経は目を覚まし、睡眠時間も短くなるし、がん細胞は死滅して若返るし、さまざまな症状が取れていきます。

ケトン体エネルギー＝ミトコンドリア系エネルギーが使われると体温が上がります。36・8℃くらいにはなるようです。

また、脈は比較的ゆったりして、1分間で60前後のやや遅めの脈拍になり、手足はポカポカになります。がん細胞は低体温で繁殖しますから、がんになりにくくなるし、がんのある人も治りやすくなります。病気になりにくくするには体温を上げる必要があります。そのために必要なことは、まず断食をして、次に酵素食のヴィーガンをやることです。

体温を高めなくてはいけないはずなのに、酵素のあるものを食べると冷えるのではないかと思うかもしれません。酵素のあるものとは、生野菜やフルーツや納豆といった生のものか発酵食品しかないからです。たしかに生野菜サラダ、生フルーツ、生野菜おろし、生ジュースだけを食べていると、最初は冷えますが、しかし長く続けていくと体温はどんどん上昇します。これは微小循環が大変よくなるからです。

酵素は生のものにしかありません。生のものを食べないということは、酵素を体内に入れないことになります。ただ、食べた当初は冷えることは確かです。そういう時は体を温かくする方法を併用するとよいでしょう。

●生食＋（黒酢茶、入浴、ホルミシスなどによる温熱）＝温まる

ホルミシスグッズなどを用いるとよいでしょう。併用して効果的なのが、ホルミシスのセラミック鉱石入りの入浴をすることです（第7章参照のこと）。

■ケトン体の種類

ケトン体には、①アセト酢酸、②3-ヒドロキシ酪酸、③アセトンの3種類があります。脂肪酸やアミノ酸を分解する過程でつくられる物質で、不完全代謝産物です。ケトン体は絶食時、ブドウ糖が不足気味な時に即効性のエネルギー源として肝臓でつくられ全身に配られます。水溶性で血液中を自由に移動できます。エネルギー源として使われるのは、②の3-ヒドロキシ酪酸のみで、これが脳、心臓、骨格筋、腎臓の重要なエネルギー源になります（なぜか肝臓のエネルギー源にはならない）。

ブドウ糖が不足した時、脳の唯一のエネルギー源はケトン体のみです。完全燃焼の場合、脂肪酸はエネルギーを放出しきって、最後は水と二酸化炭素になります。

■ケトン症（ケトーシス）

体内にケトン体が増えすぎると、ケトン症になる場合があります。

ケトン体は酸性の分子なので、増えすぎると血液は酸性に傾きます。ケトン症の症状としては倦怠感、深刻な場合は脳機能低下です。しかし、糖尿病でない限り、断食してもケトン症にはなりません。

ケトン症の原因としては、飢餓状態によるブドウ糖不足を補うため、大量の脂肪酸からケトン体がつくられるからです。または肝臓以外の組織でケトン体を利用する能力が低下している時で、重度の糖尿病の時に、ケトン症になりやすいといえます。

断食をした時、脳を働かせるための燃料として、脳の中の脂肪を使って大量にケトン体をつくるようになります。したがって、脂肪を燃焼させるとケトン症になるというのは、本来悪いことではありません。人間の体は地上を歩き回りだしてから、ずっとこの仕組みとともに生きてきました。軽いケトン症の状態は、実際は健康であり、私たちは朝起きた時、軽いケトン症の状態ともいえます。

それは、肝臓が体内の脂肪を燃料として使うために動員されるからです。心臓も脳も血糖よりケトンを使うほうが25％ほど効率よく働きます。健康で正常な脳細胞は、ケトン体を燃料にすると成長します。

■ミトコンドリアの役割

ミトコンドリアは質が悪いとあらゆる疾患に結びつきますが、たとえばアルツハイマー病やパーキンソン病にも大いに関係するといわれています。

細胞の原動力としてのミトコンドリアの役割を解明したのは、1949年、ユージーン・ケネディとアルバート・レーニンジャーという二人のアメリカ人科学者でした。

ヒトは炭水化物を燃料にして、それをエネルギーに変換しますが、この解糖系エネルギーは、「酸化性代謝」と呼ばれます。火が燃えるのに似ているからです。

しかし、ミトコンドリアが火の燃焼と違っているのは、そのエネルギーがATPという独特な分子に蓄積される点です。エネルギーを豊富に蓄えたATPは細胞中を移動できるようになり、特定の酵素があれば必要に応じてエネルギーを放出します。脳や骨格筋、心臓、腎臓、肝臓の個々の細胞は、それぞれの中に何千ものミトコンドリアを持っていると考えられています。なかには細胞の40%までがミトコンドリアで構成されているものまであります。

ミラノ大学のエンツォ・ニソーリ教授によると、成人一人が持つミトコンドリアは1京個（1兆の1万倍）を超え、体重の10%を占めるといいます。また、エネルギーを発生させる過程で「酸素」を使用するのは効率が非常によいからです。

10 がん細胞にはミトコンドリアが少ない

細胞分裂に大いに関係するものに、がん細胞があります。がん細胞は分裂のコントロールができず、無限に細胞分裂してしまう異常な細胞です。じつは、がん細胞にはミトコンドリアの数が少ないことがわかっています。

そのことから、ミトコンドリアに異常が生じたために、がん細胞になるのではないかとの説はかねてからありました。

ところが、ミトコンドリアの遺伝子に異常を起こさせたり、異常を起こしたミトコンドリアに置き換えたりする実験をすると、母体細胞も一緒に死んでしまいます。死んでしまっては意味がないので、ミトコンドリア異常の仮説は否定されました。

しかし、分裂制御を解除する条件が整った時に、異常な増殖を始めることがわかってきました。すなわち、体温の低下や低酸素の環境下で、がん細胞は盛んに分裂して生き延びようとするのです。

それゆえ低体温（36℃以下）はよくないといわれるのです。低体温と微小循環の不良こそがん細胞の増殖を促進させるのです。

肉、加工肉、牛乳、チーズなどや、単純炭水化物を多く食べると、体は大変冷えます。ものすごく消化が悪くなり、微小循環も大変悪くなります。胃腸に全身の血流が行ってしまうからです。そのため、これらを長く食べ続けると、がんになりやすくなるのです。

ミトコンドリアは、酸素を使った内呼吸によってエネルギーをつくっています。がんは解糖系エネルギーのため、ミトコンドリアの酵素エネルギーを使わず、酸化したエネルギーを出します。

この時、エネルギーの最終産物として疲労物質（乳酸）が出てきます。この乳酸は筋肉に入り込み、筋肉をカチンカチンに固くし、強い疲労をもたらします。乳酸は小腸では必要な酸ですが、筋肉に入ると痛みやこりの最大の原因になります。

11
断食中、大便（宿便）はどうなっていくか

断食は食物を食べないことですから、便秘するのではないか？　と誰もが思うことでしょう。たしかに何も食べないか、少しのすりおろし野菜のみでは、数日間便が出ないことがあります。

断食または半断食をして、3日以内に大便が出たとしたら、それは腸に残っていた便でしょう。4日以上断食すると腸は空になっていますので、それ以降は、大便は出ないと思うかもしれません。しかし断食を5日以上やると、便が大量に出るのは驚きです。この場合、食物のカスが大便になったわけではなく、細胞の崩壊物が便となって出てくるのです。

10日も経つと、びっくりするほど大量の大便が出るからさらに驚きます。それはまったくニオイがしないものです。これが「宿便」というものです。

「断食中に腸を内視鏡で見ても何もない。だから宿便などあるはずがない」などという医師がいますが、とんでもありません。太りに太った細胞がどんどん剥がれて腸に出ていくのです。

人間の体内では、1日に1000億～1兆個もの細胞が崩壊して、新たにそれだけの量が新生しています。この時にオートファジーの機構が働くのです。まずこのことを事実として知っておいてください。

断食を実行すると次の経路で大便が出ます。

崩壊細胞➡細静脈➡肝臓➡胆管➡十二指腸➡空腸➡回腸➡大腸➡結腸➡直腸➡肛門

脂肪細胞がどんどん自然に抜け落ち（アポトーシスする）、それが全身の細静脈に入った後、肝臓に集められ、さらに胆管から十二指腸に入り、大腸に行き、大量の便となって排泄されるのです。このほか、一部は「汗」や「尿」になって排泄されていきます。

いわゆる「細胞便秘」（毒素細胞＝脂肪細胞や重金属、軽金属、糖化物その他）が断食を実施することによって、アポトーシス（自死）をして崩壊物となり排泄されるのです。それが「宿便」なのです。

12 脳を働かせるもう一つのエネルギー

人間には、脳を働かせる生理学的な仕組みがもう一つあります。

食物が供給されなくなって3日ほど経つと、肝臓が体内の脂肪を使って、特別な脂肪「ケトン」をつくり始めます。この時、β-ヒドロキシ酪酸が脳のための効率のよい燃料源となって、食糧難の間も長期間、認識機能を保つのです。こうした替わりの燃料源のおかげで、「糖新生」に頼ることが減り、その結果、筋肉量が保たれていきます。

しかしそれ以上に、ハーバード・メディカル・スクールのジョージ・F・ケーヒル教授の最近の研究では、β-ヒドロキシ酪酸が「普通の燃料」ではなく「スーパー燃料」であることを示しています。ブドウ糖より効率よくATPエネルギーを産生するからです。

実際、ケーヒル教授ら研究者たちは、β-ヒドロキシ酪酸はココナッツオイルを食事に加えるだけで簡単に得られ、抗酸化作用を高め、ミトコンドリアを増やし、新しい脳細胞の成長を促すとしています。

研究では、カロリー制限によって活性化される、脳にも体にもよい効果をもたらす遺伝子経路の多くが、たとえ短期間の断食でも同じように機能することが証明されています。

これは従来の「断食をすると代謝が低下し、体が飢餓モードに入るため、脂肪を保ち続ける」という考え方とはまったく逆で、断食は実際には減量を促し、脳の健康も高めるなど全身への効果があるのです。

■米国科学アカデミー紀要の論文

2009年1月、『米国科学アカデミー紀要』に、ある研究論文が掲載されました。それはドイツの研究者たちが、二つの高齢者グループの比較を行ったものでした。一つのグループはカロリーを30％減らし、もう一方は何でも好きな物を食べてよしとしました。

研究者たちは二つのグループの記憶機能に差が出るかを調べ、3か月の実験を終えての結論は、カロリー制限食事療法グループの記憶機能はかなりの向上が見られ、反対に、制限なしで自由に食べた人たちは、記憶機能低下の特徴がはっきり見られました。

研究者たちは、現在のクスリによるアプローチが非常に限られていることに触れたうえで、「この研究結果を利用すれば、高齢化に際して認知面の健康を維持するための新たな予防と処置方法が開発できるかもしれない」と結論づけました。

第4章

こんな症状が好転した!

——断食で完治した疾患《実例集》

これまで述べてきたように、断食は単なる体調維持やダイエット目的ではなく、私は「最高の治療行為」として位置付けており、実際に日々の医療で採用している最強の医療メソッドです。

本章では、私が断食で治したさまざまな病気や症状のうち、代表的なものを紹介しましょう。

その前に、まずは断食時の好転反応について述べます。

01 断食時の好転反応

断食を行うと、早ければ1日、普通は2～4日で「好転反応」というものが出てくることがあります。細胞内の毒素（糖化物質、重金属、化学物質、脂肪細胞など）が排泄される際に、その毒素によって炎症反応が強く出ることがあります。これが好転反応です。

【ショート断食（3～5日）】

ショート断食の場合、断食2～3日後にいろいろな症状が出ることがあります。たとえば、吐き気、気持ち悪さ、嘔吐、ひどい口臭、悪心、めまい、頭痛、便秘、下痢、腰痛、背痛、首痛、胃痛、胸部痛、だるさ、脚が動かない、急に元気がなくなるなどですが、これらの症状は、ほとんどがよくなる前の好転反応なので、対症的に対処すればすぐに乗り越えられます。

たとえば悪心や嘔吐なら、吐き気止めを飲んで足湯するとか、頭痛なら一時的に頭痛薬を飲むとかです。4日もするとこのような反応はほとんどなくなるでしょう。

【ロング断食（13日〜30日）】

ロング断食の場合は、栄養失調や脱水症になる場合があります。このようなことが起きないようにするために、私は適宜メールや電話で連絡して対処法をアドバイスしています。栄養不足の場合は、生のフルーツや味噌を増やすというような指導をします。脱水症状なら、キュウリの丸かじりやフルーツを増やすと、ほとんど改善します。

【痩せている人の断食】

体重30〜40kgの人の場合はショート断食にし、ロング断食は行わないように指導しています。ショート断食は、せいぜい3日間くらいです。3日間の断食でもかなり効果的だからです。

それ以降も続ける場合は、栄養があり、かつ消化がよい食物を摂る指導をしています。具体的にはフルーツ、味噌汁、納豆、お粥、重湯、蕎麦を少々、葛湯などです。蕎麦はとろろ蕎麦やメカブ蕎麦がよいでしょう。

【一時的な肝機能の悪化】

断食をすると、細胞の中の毒素が抜け落ち肝臓に入り、その後代謝され大便となって排出されます。そのため、一時的に肝機能が悪化するように感じる場合があります。しかしそのまま断食を続けていくと、その肝臓に入った毒も抜け落ちます。そして肝機能はすぐ正常化します。こういう時、肝機能が悪くなったと勘違いしないでほしいのです。これはあくまでも過程なのです。

断食後2〜3日くらいでぐったりし、エネルギー不足になって歩くのも嫌になることがあります。しかし、ここでやめてはいけません。チャンスだと思って家で寝ていればよいのです。そして4日目くらいになると、急に元気になり動けるようになります。ケトン体エネルギーが全身に浸透していくからです。むしろ以前より活動的になるでしょう。そこまで我慢する必要があります。

■好転反応の解除法

好転反応は全身が一時的に炎症を起こすため発生するので、毒素が抜け落ちてしまえば消えてしまう反応です。しかし、好転反応の症状自体も極力減らしたいものです。そうでないと、せっかく効果が上がっている治療を途中で挫折してしまいかねないからです。

そこで、好転反応の症状を軽減する方法を二つ紹介します。

①身体を温める
●足湯または下半身浴をする
●ホルミシス効果のあるサウナに入る
●温泉に長く浸かる
●湯たんぽを使って寝る（冬）
②抗酸化・抗炎症作用のあるサプリメントを摂取する
●良質な水素、無農薬茶、酵素、ＤＨＡ油、ミネラル製品、乳酸菌など

■好転反応を乗り越えた患者さん

大腸がんで手術せず、断食とヴィーガンで治そうとしていた患者さん（昭和22年生まれ、男性）は、断食途中あまりにひどい好転反応に音を上げ、「断食を止めたい」といってきました。私は「あと4日続けたら食べられるコース（Ｅコース）に変更してください」とメール。妥協案でした。

すると2日後、「元気になった」とメールがありました。しかも「調子がよいので断食

をこのまま続けたい」と申し出てきたのです。

以下はよくなった後の息子さんからのメールです。

「今日はちょっとびっくりするようなことがありましたので、ご報告いたします。会社から帰ってきたら父の様子が昨日までと違います。おそらく1日家でじーっとしていたのだろうと思ったら、体が動くようになり、家の中や外のことをいろいろとやっていたというのです。

Oコース（野菜おろしのみのコース）を始めてから、2日目くらいに好転反応がかなり激しく出ましたので（口の中がめちゃくちゃ苦くてずっと唾を吐いている、食欲がまったくない、絶えずゲップばかり出てこれが苦しい！）、私もこれは大変だと思いまして鶴見先生にどうしたらよいでしょうかと相談したのです。

そこでOコースを6日やって、Aコースに変更し2日したら、しばらくはEコース（食べるコース）だといわれ、そうしようと思っていました。父は、こんなに好転反応が大変だとは思っていなかったので〝まいった〟と連発していたのです。

ところが断食5日目を過ぎた昨日あたりから、ひどい症状が急に治まり、口の中の苦さやゲップが嘘のようになくなり、弱々しかった声が張りのある元気な声になったので、私は只々びっくり仰天。鶴見先生がお話しされていたとおり、本当に峠を越えたら素晴らしい世界になるものなのですね。体の動きがとにかくとろかったのが結構早く動けるようになり、特にきつくないとのこと。なぜか元気が出てきたのです。これほどまでに変わるものでしょうか？　あのまま楽なコースに向かっていたら、せっかく治ってきたはずのがんが治らなかったかもしれませんでした。

ですから、このまま断食を続けたいと思います。断食が楽しくなってきたと父は言っています」

断食時の好転反応は事前にしっかりと理解しておく必要があります。そこを理解しないと、断食を中止しかねません。

非常に苦しい期間は、体にため込まれていた毒素を体が精力的に排泄させているというサインです。それを中断してしまったのでは、体のクレンジングやデトックス作業を終わらせることができません。ここを乗り越えると体はケトン体エネルギーになり、急激に楽になります。

02 消化器系を休ませ、ケトン体エネルギーになると多くの病気が治る！

朝起きにくく、何とか起きても体は鉛のように重たいなんてことはありませんか？　目ヤニがいっぱいついているということも一度や二度はあるでしょう。

こういう症状は、間違いなく前日の夕食が原因です。重いもの（ステーキとか焼肉など）を食べ過ぎたか、寝る直前に夜食をたらふく食べた時に起こります。

このような状態になったら、どう考え、どう対処したらよいでしょうか？

私の患者さんなら、Wコース、Uコース、Oコースのどれかを3日間やってみなさいとすすめます。

人間は食べ過ぎると必ず、体に鉛が入ったように重くなり、しんどくなります。「食べ過ぎはマラソンを完走したのに匹敵する」といったのは、ナチュラル・ハイジーンのグループです。マラソンはオーバーだとしても、それくらいエネルギーを消耗するのが過食なのです。したがって、断食すると急速に体が軽くなります。

断食の効用を知らない時代の治療では、このような時は大変でした。あのクスリこのクスリ、あのサプリこのサプリと、クスリやサプリを飲んで対処していたからです。

しかし、体が鉛のように重い場合、クスリやサプリで治ったなんてことはまずありません。このような時は、(重いものを)食べられなくなって、何となく少食にして過ごすうちに、何だか知らないうちに治っていた、ということが多いのです。たとえば、おかゆを食べていたら自然に治った、というようなことです。

また、体がだるくてしようがなく、日中昼寝をしても、またすぐ眠くなるなんてことはありませんか？　そういう時は、間違いなく、胃と腸に炎症があります。

私のクリニックには「メタトロン」というロシア製の波動機器があります。ロシアやヨーロッパでは医療用検査機器として使われている優れものの波動機器ですが、このメタトロンで測定すると、このようなケースでは、胃や十二指腸、小腸、大腸、胆のうに大変よくない点数が出ます。

また、ＰＲＡという波動機器も用いて計測をしています。この機器は人間の場合、髪の毛で体質を調べることができます。サプリメントやクスリの可否、食物などの適合など、何でも調べることができるので、これも大変便利な機器です（第7章で詳述します）。

もちろん、こうした症状の場合の治療法は、ショート断食（3days断食）だけでＯＫです。クスリも何もいりません。断食してじっくりと消化器系を休ませればよいだけです。

❶風邪をひいた時

イギリスでは、風邪の治療は「断食⬇ヴィーガン食」が当たり前のようになりつつあります。私は、風邪の治療については、もう40年も前から患者さんに断食を実行してもらっていたし、自らもそうしていました。

30年くらい前、私の息子が風邪をひきました。咳がひどくなったので「大根おろしとキュウリおろし」だけを食べる、いわゆる「おろし断食」をさせました。すると１日で咳はぴたっと止まり、風邪は２日で完治しました。大根おろしとキュウリおろしのドレッシングは醤油だけでした。

こういった軽い風邪の場合、私は「おろし断食」を治療の基本にしていますが、現在は大根おろしとキュウリおろし、それに生姜おろしも加えます。生姜を入れると咽頭痛によいからです。咳がひどかったら、さらにレンコンおろしを加えるとよいでしょう。そしてドレッシングは、醤油のほかに、生味噌を黒酢に溶いたものを使います。

とにかく風邪には何より断食、特にOコース（おろし断食）が効くのです。

こんな時に、栄養をつけなくてはいけないなどと、肉・魚・卵を食べ、いわゆるクスリ（西洋の風邪薬）を飲む、といったことをすれば、治るものも治らなくなります。症状がこじれるだけです。血液がルロー（連銭形成）化し、炎症がひどくなるのです。

そもそも風邪の原因はウイルス（インフルエンザウイルス含む）です。ウイルスだけを殺すクスリなどあるはずがありません（ウイルスの増殖を抑えるクスリはある）。医者は二次感染予防などといって抗生物質を投与することが多いのですが、これは後々大変なことになる可能性があり、決してすすめられません。

後々大変なこととは、腸内にある善玉菌がかなり死滅してしまうのです。悪玉菌を選択的に殺す抗生剤などありません。善玉菌が全滅したら、全体の70～80%もあるという腸管免疫は大きく低下します。また、そもそも抗生物質はウイルスには無効です。

その結果、後になって、がんや難病の遠因にならないとも限らないのです。美食し、それが原因の病気になり、これをクスリで治そうとすると、本当によくなりません。クスリでかえって症状がこじれ、1か月以上も、咳と鼻水と咽頭痛に悩まされることになります。「風邪が長引いてなかなか治らない」という時は、こうしたことが原因なのです。

そんな馬鹿げた治療をするなら、たった3日間だけですむ「おろし断食」をなぜやらないのでしょうか。

❷めまい（メニエール病）

めまいがしたら、誰もが（医者でも）次のように思うでしょう。

●高血圧が原因ではないか？
●脳に何か腫瘍（がん）があるのではないか？
●内耳に異常があるのではないか？

でも、ＣＴで異常がなく血圧も異常なしなら、「心因性に違いない。ストレスが溜まっていませんか？」というでしょう。私なら次のように過食を疑います。

●前日夜食をたらふく食べたのではないか？
●甘いものやパンなどの単純炭水化物を食べ過ぎていないか？
●肉、魚、卵を食べ過ぎていないか？
●たくさん食べた後、すぐに寝たのではないか？
●タバコを吸っていないか？
●野菜の少ない食生活ではないか？（特に生の野菜）
●酒を飲み過ぎていないか？

あるいはこれらのミックスですが、私がこう考える理由は、これらがめまいの原因になっているからです。めまいの直接の原因は内耳の浮腫です。その浮腫の原因が前述した事項だからです。内耳はむくむとめまいが起こります。

こうした原因があると、血液はルロー（連銭形成）になります。その結果、微小循環はきわめて悪くなり、内耳周辺のリンパ浮腫を引き起こし、内耳は水浸しになります。内耳が水浸しになると、三半器官はよく働かず、結果としてめまいが起こります。

めまいの治療の第一選択は、断食しかありません。断食は、腸を空にし、血液をサラサラにし、ルローを改善し、リンパ液の流れを円滑にし、内耳の浮腫をなくしていきます。つまり症状の原因を断つのです。めまいを治すための最善の方法は、とにかく断食です。Wコースを3日、またはUコースを3日で、ほぼ完治するでしょう。

❸口臭、胃もたれ、ゲップ、胃炎、逆流性食道炎

くさいゲップや口臭は本人が不快なだけでなく、その臭いをかがされるほうもたまりません。原因は「胃炎」や「逆流性食道炎」にあります。これらの病気の成り立ちは、「胃の内部の腐敗菌」によります。胃の中は強酸性で菌はいないように思えますが、そうではありません。1㎠あたり少なくとも100個の細菌が生息していることがわかっています。

ピロリ菌もその一つ。pH1の強酸性に耐える菌が胃にはいるのです。このpHが6や7の中性になったり、それ以上のアルカリ性になると、胃の中の細菌は爆発的に増殖します。pHが上がると細菌の温床となるからです。こうなる原因は次のとおりです。

- **食べてすぐ寝る：食べてすぐ寝ると食べたものは腐敗する。胃の中は腐敗菌が増殖する**
- **夜食して寝る：これも同様**
- **過食：食べ過ぎは消化不良になる。その結果、すぐ胃炎になる**
- **動物性タンパク食：肉・魚・卵・チーズ・牛乳などの動物性タンパクは、胃や腸できわめて腐りやすい。抗酸化な栄養素がなく、食物繊維もない。しかもアミン基がありアンモニアをつくる。その結果、胃の消化不良⬇胃炎⬇口臭となる。逆流性食道炎は胃炎がひどくなった結果、食道にまで波及して起こる**
- **砂糖菓子の過食：和洋菓子・スナック・アイスクリームなどの氷菓子は、腐敗菌の餌になる**
- **胃酸を薄める胃薬：抗潰瘍剤はpHを高め、胃酸が出なくなり腐敗菌が多くなる**

これらの悪いライフスタイルを改善せずして、症状が治ることはありません。これらの症状に対して医者が処方する西洋薬は、症状を一時的に抑えることができるぐらいの効能しかなく、根本的な治療にはなりません。

根本的な治療には、一度胃と腸の腐敗を解消しなくてはなりません。そのためには、必ず断食が必要となります。基本は3日程度でよいですが、足りなければ5〜6日やると治ります。口臭、ゲップ、胃炎や逆流性食道炎も治っていきます。

❹冷え性

足の冷える人や下肢静脈瘤もやはり同様です。動物性タンパク質や甘いものの過食で、毛細血管に血液が流れなくなったルロー状態から起こります。

動物性タンパク質を思いきり減らし、3日間断食をすると血液がサラサラになります。ルローがほどけて赤血球がくっつかなくなり、微小循環が改善していくからです。すると足先にも滞りなく血液が流れるため冷え性も改善していくのです。下肢静脈瘤にもなりにくくなります。

さらに、この時ホルミシス石入り入浴をするとさらに効果的です。ホルミシスの石やホルミシスのセラミックが入っているお風呂に入ると、体の芯から温まります。

⑤五十肩、痔核

五十肩は50歳くらいになると、左右どちらかの肩が上がらなくなるいやな症状です。

直接的な原因は、肩の血行がきわめて悪くなった時に起こります。血行、つまり微小循環の不良が肩の周囲で生じています。その微小循環の不良を起こす原因は血液のルロー化です。ルローの写真は第2章に載せていますが、赤血球がくっついて、最も細い毛細血管に入らなくなった状態です。そのルローの原因は、まさしく動物性タンパク質や単純炭水化物の過剰摂取です。

ただ、五十肩の場合、動物性タンパクを制限する必要は当然ありますが、それだけでは簡単に治りません。治し方の第一はやはりショート断食（3～5日程度）でしょう。

また、痔は肛門、およびその周囲に起きる病気ですが、これも血行が関係しています。痔には①痔核、②切れ痔（裂肛）、③あな痔（痔瘻）がありますが、痔核が肛門付近にできるものを外痔核、直腸の中にできるものを内痔核といい、特に多いのが内痔核です。

この原因は、肛門付近の直腸静脈叢の血行の悪化です。

これもやはり動物性タンパク質の過食や単純炭水化物（特に菓子）の過食が根本原因です。したがって、これらの食物をしばらく中止し、ショート断食と質のよい酵素サプリメントで簡単に治ります。

痔核は動物性タンパク質の摂り過ぎと酵素不足によって出現するものです。生野菜サラダをふんだんに食べ、動物性タンパク質を少なくする食生活を続けていれば、五十肩も痔核も起こることはない症状です。

❻寝ちがえ、肩こり、首痛（頸椎症）

加齢とともに、寝ちがえなどで首のまわりをよく痛めたりします。本当にいやなものです。寝ちがえると3～5日は首が回らず、回すと痛くてたまらないでしょう。生活するにも支障をきたします。また、寝ちがえほどひどくなくても、肩こりもいやなものです。60歳を過ぎると、肩こりのない人はいないというほどこの症状を訴える人が多い。

慢性の肩こりや首の周囲の痛みがある場合、クリニックなどでは「頸椎症」と診断されるでしょう。そして、頸椎症も寝ちがえも、その治療としては「消炎鎮痛剤」を処方されることが多いでしょう。

しかしながら、いわゆる消炎鎮痛剤では、根治は困難です。たしかに痛みは一時的に治まるかもしれません。しかし、あまりに消炎鎮痛剤を多用すると、近い将来、大変な病気にならないとも限りません。副作用はもちろんですが、10年後15年後に、がんや難病にならないとも限らないのです。

寝ちがえや肩こりや首痛が、何よりも簡単に治るのは「断食」です。それとホルミシスの温熱治療です。治療は3日くらいでよいでしょう。

寝ちがえも肩こりも首痛も必ず治ります。症状が重い人はさらに3日、合計6日も続ければまず間違いないでしょう。なぜ治るのかは、第2章で解説した「病気の成り立ち」の項を読み返してください。

❼腰痛

世の中には腰痛持ちが数限りなくいます。野球選手が腰痛でシーズンを棒に振ったとか、相撲取りが一場所も二場所も休場を余儀なくされたといったことがよく報じられます。

2019年、九州場所を休場した横綱・鶴竜はきわめて少食にして体重を思いきり落としたといいます。休場の原因は、腰痛があまりにひどかったことです。

鶴竜は、思い余って誰かに相談したのではないでしょうか。そして腰痛がよくなって、2020年初場所に復帰したのですが、今度は稽古不足でまた休場。ついに2021年3月に引退しました。なかなかうまくはいかないものですね。

私は腰痛のある人こそ断食をすべきだと思います。その腰痛が椎間板ヘルニアであってもです。断食だけでも腰痛はかなり楽になります。

腰痛の原因は、①椎間板ヘルニア、②脊柱管狭窄症、③強直性脊椎炎ですが、このどれが原因であっても、断食で痛みがなくなる理由は何でしょうか？

どのような器質的な原因があっても、腰痛の本当の原因は、背中や腰の筋肉（主に広背筋）に硬直があることにより生じます。

■腰痛の根本原因

背中から腰に走る筋肉（広背筋）が、石のように固くなってしまうことから強い痛みが生じます。筋肉に乳酸が多量に溜まると筋肉がカチンカチンになり、その結果、血流不足が生じます。乳酸が溜まる原因は「活性酸素」です。この活性酸素を増やし腰痛を起こす大元は「腸の腐敗」です。つまり、動物性タンパク質と砂糖菓子、小麦粉食品が原因となっているのです。断食は根本原因の活性酸素を排除するから腰痛が治っていくのです。

⑧尿閉

突然おしっこ（尿）が出なくなることがあります。

それは次の原因によります。

①器質性：尿管や尿道を石（結石）やがんが塞いだ場合
②機能性：器質的な原因がなく、尿管や尿道が閉じた場合

問題なのは②の機能性です。しっかりした器質的な石やがんがなく、検査でもはっきりせず尿が出なくなった場合、「原因不明」として治療されることが多い。

いわゆる一般的な西洋医療では、α－ブロッカーやスピロノラクトンといった血管を拡張し、浮腫を取る薬を出されることが普通のようです。それでも出ない時は、尿道口から管を膀胱まで入れて出すこともあります。

この病気は原因不明といわれていますが、ほとんどが食生活の間違いからきています。

■鶴見クリニックでの一例

私のクリニックに、尿閉でα－ブロッカーを飲んで尿を出している患者さんが来ました（昭和15年年生まれ、女性）。その方によく話を聞きましたら、和菓子が大好きとのことです。朝・昼・夕食後、必ず大福餅やおはぎなどを食べ、さらに10時・3時のおやつにも和菓子を食べていました。機能性の尿閉は砂糖菓子を多く食べると出現するようです。

そこで、これら砂糖がたくさん入った菓子と動物性タンパク質の食事を中止し、7日間の断食と血管拡張作用のあるサプリメントを飲んでもらい、ホルミシスによる温熱治療をしましたら、すぐに完治しました。血管拡張作用のあるサプリは、質のよいＤＨＡ油脂（イワシ由来）と酵素です。

⑨イビキ（副鼻腔炎）

イビキの超本人は眠っているから何も感じませんが、横で寝ている人はたまりません。夫のイビキがひどくて別室で寝るようになった奥さんは少なくないでしょう。昔の大スター、女優のエリザベス・テイラーは4回も離婚していますが、その離婚の原因は彼女のイビキがあまりにひどかったからと報じられました。

イビキの病態は、鼻腔粘膜の腫脹（浮腫）による狭窄から起こります。そして副鼻腔が炎症を起こします。なぜ鼻腔粘膜が腫脹（浮腫）するのでしょうか？

この理由は簡単です。動物性タンパク質（特に肉・加工肉・卵）の食べ過ぎからです（白砂糖をこれに加えて摂るとさらに悪化する）。

動物性タンパク質を多食するとルローになった赤血球が全身を流れます。ルローについては前述しましたが、最も細い毛細血管（真毛細血管）に赤血球が一つも入らなくなります。

それが鼻腔粘膜の小動脈で起こって生じるのが、鼻腔の浮腫と活性酸素の産生です。その結果起こるのが、強烈な鼻粘膜狭窄、そしてイビキです。

これを解除する対策は二つしかありません。断食（せめて6日間は必要）と、原因物質を摂らないことです（主に動物性タンパク、砂糖菓子、小麦粉食品）。

⑩虫垂炎の初期

昔は「盲腸炎」と呼ばれたものですが、本来の名称は「虫垂炎」です。以前は必要のないものの代表のように捉えられていましたが、最近は「大腸の免疫を高める臓器」ということや、虫垂を安易に除去してしまうと大腸がんになる率が高くなることがデータでわかってきました。

もし虫垂炎になったら、その治療法は抗生物質の点滴や経口投与でしょうが、抗生物質には大変な副作用があります。抗生物質は悪玉菌を殺しますが、善玉菌も殺してしまうのです。人間の生命

虫垂の場所

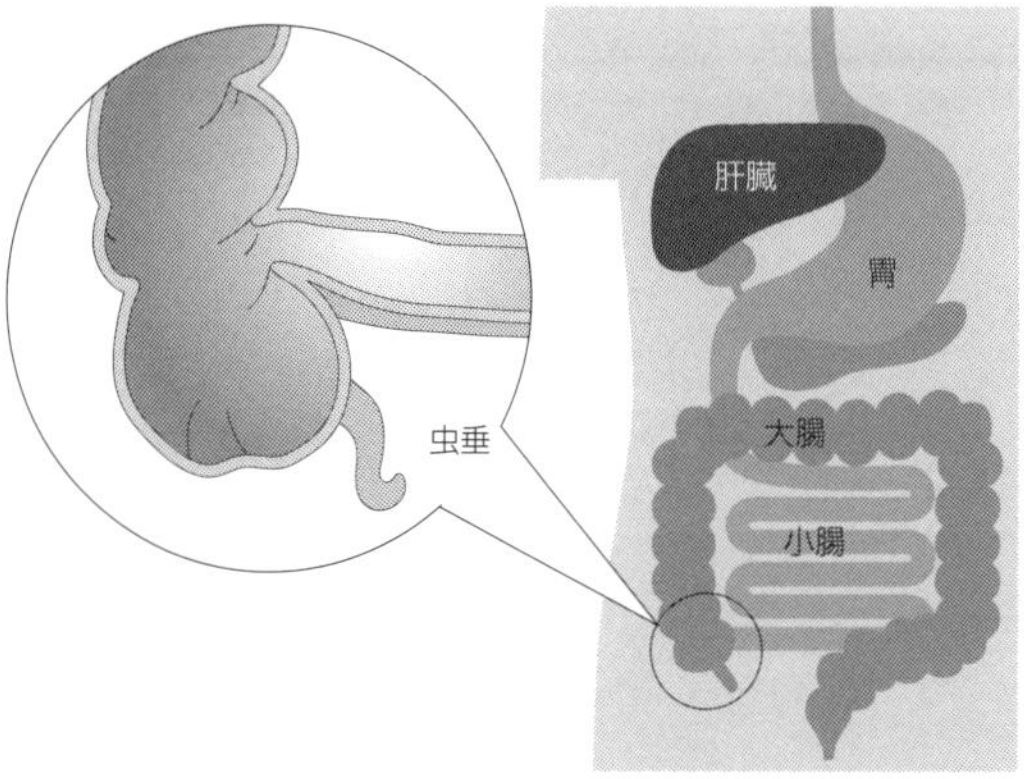

活動にとって大切な善玉菌が死んでしまったら、免疫力は大きく低下してしまい、さまざまなところに大きな悪影響を及ぼします。

虫垂炎では、それこそ3日（もしくは6日）断食をしっかりやれば必ず完治します。高かった白血球の値も正常化します。切除しないで断食すれば、大腸の免疫力も保たれるのです。まさに**メスのない手術＝断食**で治るのです。

■虫垂炎の原因と予防

盲腸と上行結腸の腐敗菌の増多によってアンモニアが出ることで起こります。腐敗の原因は動物性タンパク過食と白砂糖なので、これを多く摂らなければ虫垂炎になりません。

予防としては、悪い食事を極力少なくし、生野菜・フルーツ・豆・イモ・海藻を多く摂るにつきます。なお、初期でなく中期でも、断食とヴィーガン食で治ることが多いけれども、虫垂炎の炎症が進み、隔壁が破れて腹膜炎などになってしまったら、抗生剤と手術は仕方ありません。

⓫テンカン

テンカンは脳の中を走る電流系の遮断、そしてスパークで起こる一連の症状を伴う病気です。

脳細胞が円滑に作動するためには、脳内には必ず電流が流れています。それが突然遮断されると、意識喪失とケイレン発作が起こります。これがしばらく続いた後、電流が流れ始めると発作は治まります。

このテンカン、じつは腸の腐敗によるものです。ですから、腸の腐敗を改善する目的で、断食⬇ヴィーガンを繰り返すと、しっかり治っていくのです。

テンカンが治ったというエピソードを扱った有名な映画があります。名女優メリル・ストリープが主演した『誤診』（原題：First Do No Harm　１９９７年）です。

５歳の子どもがテンカンになり入院し、薬で治療しても治らず、医者は開頭手術を母親に迫ります。しかし母親は、開頭などしたら子どもは死んでしまうと拒否し続けます。そして、代替医療を見つけます。「メリーランド州のボルチモアにあるジョンズ・ホプキンス病院は、食事で多くの患者を完治させている」という情報をつかみ、主治医に転院を申し入れますが、非科学的といわれ拒否されます。

しかし、ボルチモアまで一緒に付いてきてくれる開業医がいて、何とかジョンズ・ホプキンス病院にたどりつき、そこで断食⬇ケトン食をやって完治するという内容です。

この映画でのケトン食は肉中心の脂肪食であり、ヴィーガンブームの今のアメリカではやらないと思います。野菜中心の断食⬇ヴィーガンのほうがケトン体エネルギーが出てきます。

⑫腎不全の初期

腎不全は、初期なら断食すれば必ず腎機能は改善します。

私はクレアチニン[※1]が4・2まで上がった人でも、断食とヴィーガンの繰り返しで正常化に成功させたことが何度かあります。一般には、クレアチニンが2・5までだったら、断食をやれば必ず1・0以下になります。

なぜ断食が効くのでしょうか。腎不全の原因を知れば、なぜかが理解できるでしょう。

その原因は、まさしく動物性タンパク質（肉・加工肉・卵・魚・魚卵・牛乳・チーズ）の過剰摂取、これにつきます。

人間は動物性タンパク質を過剰に摂取すると、血中窒素残留物（アミン類）が多くなります。このアミン類は全身を回って体中を活性酸素だらけにする悪い物質（毒物）ですが、特に腎臓を傷めつけます。その結果、少しずつ腎機能は悪化し、いつの間にか機能不全（腎不全）になっていきます。

その流れは次のようになります。

動物性タンパク質過食⬇腸内腐敗⬇腸内でアミン類増多⬇肝臓で解毒できないアミン類が血中に蔓延⬇腎不全

どんなアスリートでも、どんなに体格がいい人でも、人間はタンパク質を摂り過ぎてはいけません。

■適切なタンパク質の量はどのくらいか

ＷＨＯ（世界保健機関）とＦＡＯ（国連食糧農業機関）は共同研究で、人間のタンパク質摂取量は１日当たり「体重×０・71ｇ」でよいと発表しています。体重50kgなら、１日のタンパク質は約35・５ｇで充分というわけです。それも植物性タンパク質のほうがよいのです。

昔、タンパク質は健康の関心事でした。しかし、今はそうでないことがわかってきました。戦後の日本は「タンパク質が足りないよ」とコマーシャルなどでも喧伝されました。ところが、心臓病、がん、脳血管疾患、いわゆる死因上位三大疾病が急増したのは、タンパク質の過

※１　クレアチニン：体内のタンパク質が分解された後の最終産物。筋肉内にあるクレアチンという物質からつくられて血液中に出現し、腎臓から尿中に排出される。基準値は０・５～１・０㎎／dℓ。これより高い時は腎臓機能が低下している状態で、あまり高いと腎不全となり透析が必要となる。

剰摂取と考えられます。そして、腎不全は典型的な「タンパク質過剰摂取病」なのです。

腎不全になってしまったら、とにかく原因である悪い食物を中止し、断食をしばらくすることです。そうすれば早期に腎臓の動きが正常化していきます。

⑬サルコイドーシス

研修医の頃、最初に担当したのがサルコイドーシスの患者さんでした。この時は3か月で縁がなくなったことで、その後この患者さんがどうなったかはわかりません。

私が今のスタイルで医療を始めて35年あまり経ち、特に最近は目を見張るほど断食でよく治るのですが、サルコイドーシスもその一つです。

サルコイドーシスなど病気のうちに入らないというのが私の考えですが、サルコイドーシスと診断されても「断食⬇ヴィーガン」で腸をよくすれば、すっかりよくなります。

この病気は、100年以上も前にイギリスで発見されました。最初は皮膚の病気とされていましたが、その後の研究で、類上皮細胞やリンパ球などの集合でできた「肉芽腫」という結節が、リンパ節、目、肺など全身のさまざまな臓器にできてくる病気であることがわかりました。難病に指定されていて、なかなか治らないといわれています。

2018年2月に来られたサルコイドーシスの患者さん（昭和21年生まれ、女性）は、大学病院でいろいろと治療をされていましたが、知り合いの無農薬農家の紹介で私のクリニックを受診しました。

「断食➡ヴィーガン➡断食➡ヴィーガンで症状は完全に取れますよ」と私はいいました。それに加えて高品質のサプリメント（水素、酵素）を処方しました。実際、この治療であっという間に症状（眼のしびれ、手指の違和感、腰痛、頭痛）は取れました。

それから2年、症状はまったくなく健康的に生活していて、最近、完治宣言をしました。この患者さんいわく「もしあのまま大学病院に通院していたらと思うと恐ろしくなります。下手をするとクスリ漬けで死んでいたかもしれません」。

⑭口周囲炎

２０１７年3月、その患者さん（昭和38年生まれ、女性）は、口のまわりにひどい口周囲炎ができ、人前に出られず困っていました。マスクなしでは出歩けなかったのです。病院の皮膚科を受診、塗り薬とビタミン剤を処方されましたがちっとも治らず、有名な漢方のクリニックを受診、漢方薬を続けましたが治らず、次に代替医療クリニックを訪れます。

そこではビタミン・ミネラルのサプリメントを大量投与。それでも治らず、その年の10月に鶴見クリニックを受診、私の波動検査で腸の汚れと判明、ミドル断食をやってもらいました。その後ヴィーガンで生活してもらったら、なんと1か月で早くも成果があり、じつにきれいになったものですから本人はびっくり仰天です。

今までの食事内容が悪かったたし、間食と夜食も悪かったのです。2か月後はさらにきれいになり、まったく正常に。患者さんの喜びもひとしおでした。

口角炎や口周囲炎は、まさに食べ過ぎと動物性タンパク質の害なのですが、それを指摘する医者がいないのには驚きです。

⑮多発性硬化症

多発性硬化症は難病です。私のクリニックでは過去4人、「鶴見式三大免疫療法」（後述）で完治しています。特に効いたのは、やはり断食です。患者さんには共通点があります。

- **肉、卵が大好物**
- **食後にお菓子を必ず食べる**
- **必ず夜食を摂る**
- **食べてすぐに寝る**

私は患者さんに原因を説明し、症状に応じ断食とヴィーガンの内容を決め実行してもらいました。結果はいずれも完治。同様に難病の膠原病の患者さんも3人完治しています。多発性硬化症も膠原病も、やはり根本は腸の汚れから。それを正さずして治ることはないといっても過言ではありません。どちらも腸さえ正常になれば完治するのです。

⑯胃炎、大腸炎、潰瘍性大腸炎

胃酸という強酸の消化液にも耐える胃の粘膜は、本来は非常に強いものです。しかし、さまざまな原因によって、胃の粘膜が炎症を起こす状態が胃炎です。胃炎になるとお腹がチクチク痛み、気力が急激に衰えます。

特に潰瘍性大腸炎は、大腸の内側の粘膜に炎症が起こり、びらんや潰瘍ができる炎症性疾患で、難病として指定されているものです。特徴的な症状は頻繁に起こる腹痛や激しい下痢で、便には血が混じったりします。

【原因】

①動物性タンパク質の過食（肉、加工肉、卵、魚、魚卵、牛乳、チーズ）
②単純炭水化物の過食（砂糖菓子、小麦粉食）

③アルカリイオン水の過剰摂取
④タバコ
⑤酒の過飲

【対策】

①と②には食物繊維がまったくありません。食物繊維は植物性の食品にあります。食物繊維を摂ると腸内細菌が正常化して、食物繊維が腸で分解されて「短鎖脂肪酸」が分泌されます。

短鎖脂肪酸は、

●大腸の粘膜をつくる原料となる
●全身の粘膜の原料となり全身の粘液を産生する
●小腸と大腸の殺菌をする
●免疫力を高める（腸管免疫の活性化）

この四つの働きをしますが、短鎖脂肪酸が胃液などのあらゆる粘液をつくり、胃炎や胃潰瘍や逆流性食道炎を防ぐと同時に大腸粘膜を生成して、さまざまな病気を予防してくれます。

短鎖脂肪酸の原料は、食物繊維、そして植物性食品です。動物性タンパク質や砂糖には食物繊維はありません。だからヴィーガンやベジタリアンは病気になりにくいのです。

■潰瘍性大腸炎のタイプ

潰瘍性大腸炎には三つのタイプ（下図）があります。
①と②はまず間違いなく断食⬇ヴィーガンの繰り返しと、よいサプリメント、そしてホルミシス温熱で完治します。
問題は③の全大腸炎型です。これも治ることは治るのですが、時間がかかります。
このタイプの治療には当初1年間は断食を

潰瘍性大腸炎の3つのタイプ

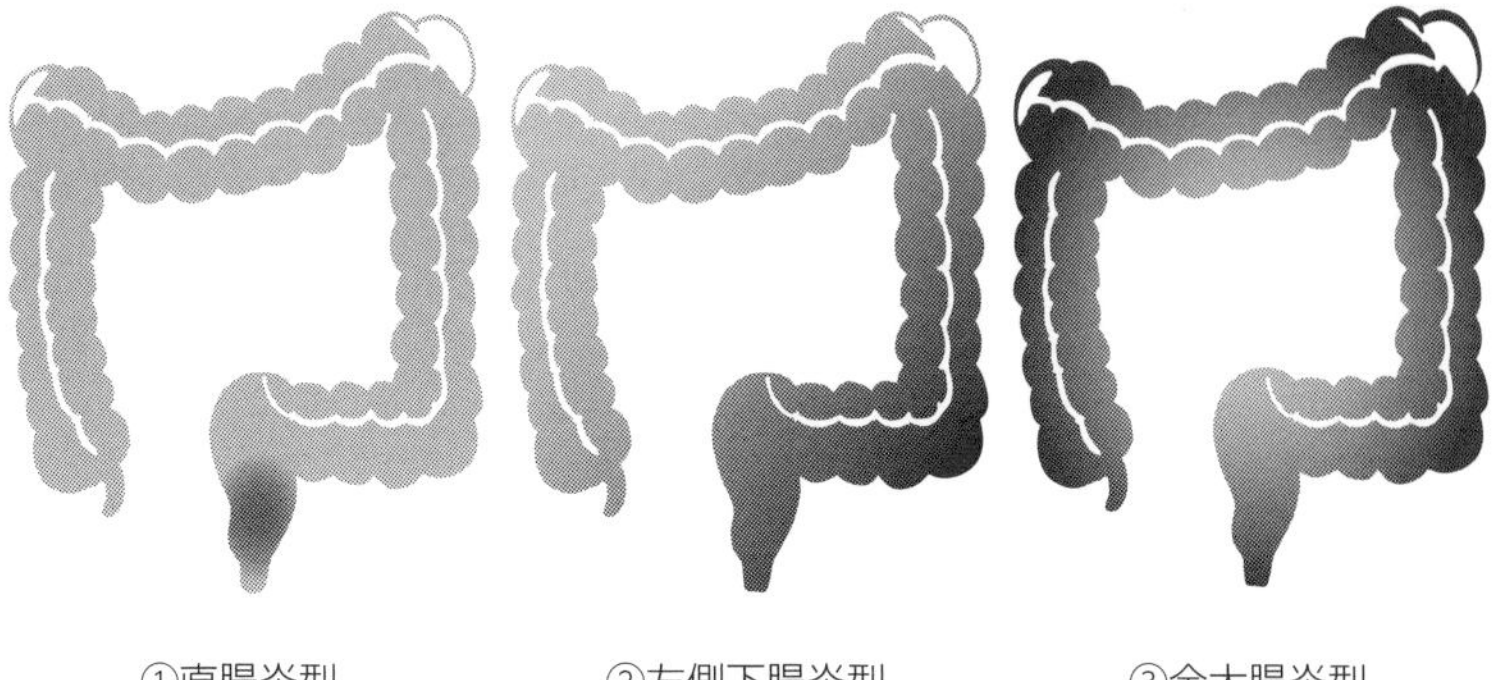

用いません。なぜなら、このタイプに断食を行うと、大腸の壁があまりにも脆弱なため破れて腹膜炎を起こすことがあるからです。したがって、このタイプの治療は、Rコースという特別なメニューにします。Rコースが終わったらEコースを長く続けます。

つまり、いわゆる「ヴィーガン」の食生活です。するとどんどん潰瘍は修復するのです。1年経って検査をし、①ないしは②の状態まで回復してきたら、初めて断食⬇ヴィーガンを指示します。そして完治に持っていくのです。

2020年8月末、安倍晋三首相が辞任しました。辞任した理由は、なんと潰瘍性大腸炎の悪化と報じられました。新聞には「完治は見込めない難病」と書かれていましたが、私は心の中で「それは間違い」と呟きました。なぜなら、私の治療法で完治している患者さんが多くいるからです。

⑰胃潰瘍と十二指腸潰瘍

次の患者さんは、胃潰瘍と十二指腸潰瘍の女性（57歳）です。断食で完治した経緯を報告してくれました。

「先生のお陰で胃潰瘍と十二指腸潰瘍が治りました！　本当にありがとうございました！　10月26日より10日間、W⬇W⬇U⬇U⬇O⬇O⬇O⬇O⬇O⬇Oの断食コースをしっかり守り、無農薬茶とＤＨＡ油（イワシ由来）もご指示どおりきっちり摂りました。

最初の3日間は何の変化も見られず、さしこみがくると、あまりの痛さにうずくまるほどで、正直、これでいいのかな？　と不安でしたが、4日を過ぎたあたりから、うん？　痛みが減っている？　と実感がありました。5日を過ぎたあたりからは、背中の痛みがすごく減り、最後2日間でゆっくり回復していきました。とても嬉しかったです！　この体験でこれからの食生活が大きく変わりそうです。断食や発酵食品の大切さがよくわかりました。先生にはなんと感謝したらよいのかわかりません。本当に、本当にありがとうございました。簡単なメールで誠に恐縮ですが、取り急ぎお礼とご報告まで」

このような報告は本当に嬉しい限りです。

なぜ断食で胃潰瘍や十二指腸潰瘍が治るのでしょうか。胃液がしっかり出ると、胃や十二指腸は潰瘍にならないからです。

胃病を防ぐ元は「短鎖脂肪酸」です。短鎖脂肪酸とは酢酸、酪酸、プロピオン酸です。こういった酸は食物繊維を基質として小腸でつくられます。そして三つの働きをします。

①大腸粘膜をつくる
②殺菌効果
③全身の粘液の原料

断食をすると、腸が正常化していきます。断食のOコースで短鎖脂肪酸がつくられ、潰瘍は完治していきます。

■胃潰瘍と十二指腸潰瘍の西洋薬の特徴

一般的には、胃潰瘍も十二指腸潰瘍も抗潰瘍薬が使われます。この抗潰瘍薬は、PPI（プロトンポンプ阻害剤）とかH2ブロッカーといったクスリがよく使われますが、これらの特徴は何でしょうか。

「胃のpHを上昇させ胃液の分泌を妨げる作用」がほとんどです。最初のうちはよいかもしれませんが、長く飲み続けると大変なリスクを負います。胃のpHは常に上がり、中性か弱アルカリ性になるからです。

そうなると胃の本来の「殺菌と消化」という機能が大きく低下します。その機能は、食物が胃に入ったら塩酸が出てpHが下がり、よく殺菌して消化することにあります。その結果、胃で消化されたものが腸（小腸）でも消化されやすくなって吸収が円滑にいき、栄養の吸収がよくなることで体が健康を保っていくのです。

胃潰瘍のクスリを長く飲むと強い副作用が出るのは、厚生労働省でも指摘しているとおりです。

そのため私は、治療には以下の三つを基本のメソッドにしています。

①断食 ⬇ ヴィーガン
②適切なサプリメント
③ホルミシス温熱治療

厚労省が公表した「高齢者が注意すべき薬」

	薬の種類／薬剤の一般名（商品名）	注意点
消化性潰瘍治療薬（胃薬）	エソメプラゾール（ネキシウム） ランソプラゾール（タケプロン） ラベプラゾール（パリエット） オメプラゾール（オメプラール） ボノプラザン（タケキャブ）	逆流性食道炎に処方される胃酸を抑える薬。 第一選択となっているが、**長期投与により**骨折や抗菌薬関連胃腸炎（下痢、腸閉塞、腸管壊死）の**リスクが高まる**ことが報告されている。 さらに**認知症も進行**する。
	H_2受容体拮抗薬 ファモチジン（ガスター） ニザチジン（アシノン） ラニチジン（ザンタック） シメチジン（タガメット）	H_2ブロッカーとよばれる胃薬。 高齢者では、**せん妄（幻覚）や認知機能低下リスク**があり、可能な限り使用を控える。 タガメットは薬物代謝における主要な酵素を弊害することから、**他の薬との相互作用に注意**。

そうすると嘘のように、胃潰瘍も十二指腸潰瘍も根本的によく治っていきます。

■ピロリ菌駆除はしないほうがよい

オーストラリアの医学者バリー・マーシャルとロビン・ウォレンは、ヘリコバクター・ピロリ菌を発見し、これが胃潰瘍や胃がんの因子になっているとの研究結果を発表し、2005年にノーベル生理学・医学賞を受賞しました。このことから、近年はこれをクスリで駆除する人が大変多くなっています。

しかし、ピロリ菌は40歳以上の日本人の7割が保菌者といわれています。これが直接の因子ならば多くの人が胃腸の疾病で苦しんでいることになりますが、現実はそうではありません。胃腸に何らかの不調がある場合に、ピロリ菌が悪玉として働き、それが疾病の原因になっているということです。

じつは、ピロリ菌は腸の腐敗⬇腐敗菌が原因です。

胃にピロリ菌があるからといって抗生物質で殺すと、大切な胃腸の中の善玉菌まで死んでしまいます。そうすると、やがて腸の中は悪玉菌でいっぱいになります。そしてまたまた胃にピロリ菌が出現します。

抗生物質による駆除は、後になるとろくなことがないのです。それならば断食をやり、しばらくヴィーガンを続けたら、二度とピロリ菌など出ない体質になるでしょう。どちらの治療を選択するかは患者さん次第ですが、効果は明らかでしょう。

鶴見クリニックでは、ピロリ菌への対処については、断食＋ヴィーガン、そして水素と梅肉エキスのサプリメントを用いています。

最近では、ピロリ菌をあっという間に退治するサプリメントも使ったりします。高品質の水素サプリです。このサプリメントの抗菌・抗ウイルス効果は素晴らしいものです。腸の善玉菌は殺さないので免疫は落ちません。

⑱喘息、間質性肺炎

私は小学校4年生の春まで小児喘息患者でした。明治生まれの祖母がラジオで「生キャベツを食べると咳が止まる」というのを聞いて、私に朝夕、キャベツの千切りを大量に出してくれて、それを食べてから、喘息がぴたっと治った経験があります。この時は断食していません。しかしローフードの植物食の威力をまざまざと実感した出来事でした。

医者になって呼吸器科に入ったのは、このような経験からでした。しかし大学病院のやることは薬漬け、ステロイドホルモン漬けが多かったのです。ステロイドを投与すると、ヒューヒューいう喘息は楽になります。ただし、長年飲み続けると大変なことになります。

副作用がいくつも出てくるのです。

■ステロイドの副作用

筋肉の低下、脂肪の沈着と脂肪太り、胃潰瘍、白内障、感染体質、ムーンフェイス、脂肪肝、骨粗しょう症、水虫、ニキビ、脳症、糖尿病、精神異常、免疫力低下、突然死

これらの副作用が出るたびに、新たなクスリが投与されます。その新たなクスリの副作用にも悩まされることになります。そして最後にやってくるのは突然死です。

私のクリニックに来ている喘息患者さんは30代で喘息になり、病院でクスリ漬けになりました。なかなか治らず、何年か経ったらステロイドホルモン剤も出されました。しかし、それを飲みませんでした。気管支拡張剤だけを飲み、ステロイド剤は捨てていたのです。

45歳で鶴見クリニックを受診、半年後に完治しました。もちろん原因物質を止め、断食⇩ヴィーガンの繰り返しも行いました。

この患者さんは「喘息友の会」に入っており、そこで8人の喘息仲間と知り合いました。この8人は全員ステロイド剤を服用していました。その結果、全員が40代で亡くなったといっていました。

ちなみに、15年前に亡くなった歌手のテレサ・テンも喘息でした。ステロイド剤を飲み続けた結果、42歳の若さで急死したのです。

喘息と間質性肺炎は、ステロイド剤などのクスリの服用をできるだけ減らして、断食と食事療法でかなり改善するのです。

⑲類天疱瘡（重症のアトピー）

２０１６年、上肢下肢腹部に痛みを覚えた患者さん（昭和23年生まれ、男性）は、自宅近くの医院を受診し、初めは「老人性皮膚搔痒症」と診断されました。

ところが、次第に悪化するので２０１７年12月に大病院の皮膚科を受診しました。そこでは「類天疱瘡」と診断され、ミノマイシン（抗生剤）を投与され、塗り薬はステロイド外用剤。しかし、かえって悪化していきました。

２０１８年に妻の病気が悪化してストレスはピークに達し、類天疱瘡は最悪の状態になり、全身の痒みで眠れない日々が続きました（図１）。

２０１８年６月４日から始まった第２期鶴見酵素栄養学セミナーを受講し、その前日に鶴見クリニックを受診しました。

私は1時間以上病気の原因について解説しました。そして治療方針は「明日から断食とホルミシス温熱とよいサプリメントで治していきましょう」と伝えました。

■2週間経過後

患者さんは断食をして14日経過しましたが、少しもよくならないとメールを送ってきました。

「鶴見先生、6月3日の治療ありがとうございました。私の類天疱瘡の経過ですが、現在全身に湿疹が出てきました。顔や体がチリチリしています。痒いので夜中に掻いているようです。水溶性のものが皮膚からにじみ出ている状態です。左の耳が感染したのか1・5倍くらいに大きくなっています。

半断食は今は終わり、Eコースになりました。

類天疱瘡の治療経過

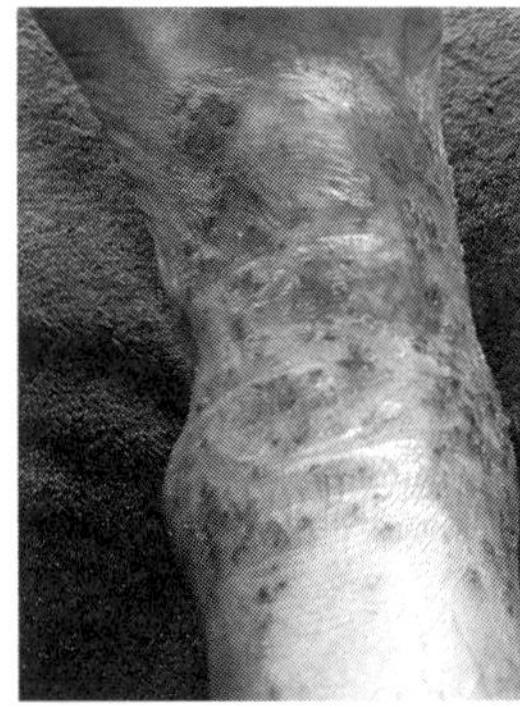
図1

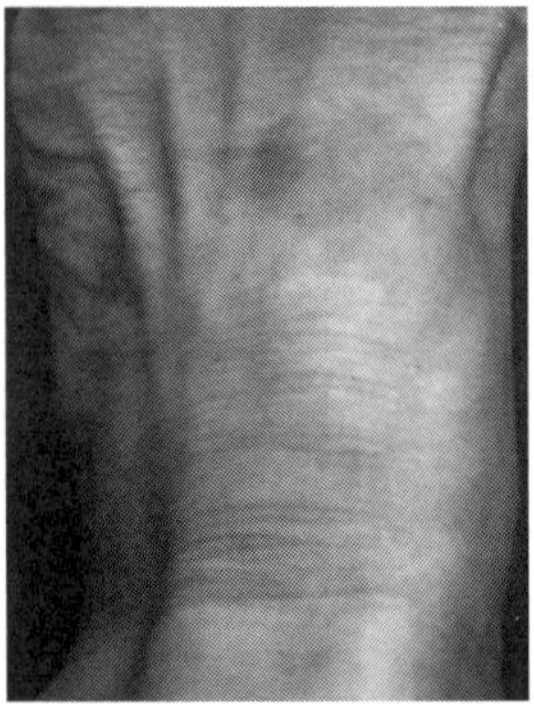
図2

← 4か月後

また、毎朝出ていた排便が出にくくなっていています。水分が不足しているのでしょうか？　薬は害があるので服用しておりません。今が好転反応でしょうか？」

私は次のように答えました。

「好転反応です。ジュクジュクする所には、ハイドロンスプレー※2を吹きかけてください。Wコース、Uコースが短すぎたみたいですね。Eコースはしばらく止めて、またWコース、Uコースをやってください。そうすればよくなっていくはずです」

私はそういって、患者さんに引き続き断食をがんばってもらいました。

痒みには温湯セラミック（ホルミシスの石）入り入浴で対処しました。30分の入浴、断食⬇ヴィーガンの繰り返し。便秘はミネラル剤を処方しました。

すると、今度は急速に改善して、半年でみごとに完治しました（図2）。

この類天疱瘡の患者さんの完治例でもわかるとおり、病気治療に「特効」などはなく、病気の原因を根本から正していく治療法＝断食とヴィーガン食、温熱療法、そしてサプリメントにつきると思います。

※2　ハイドロンスプレー：オキソニウムという物質でコーティングされた水素イオンのスプレー。オキソニウムに取り囲まれた水素は、200年以上も抜けずに抗酸化の力を発揮し、体に入ると加水分解して全身の血液に入り活性酸素を退治する優れもの。抗菌・抗痒み効果がある。

⑳尋常性乾癬

若い頃からひどい湿疹が全身にあった患者さん（昭和5年生まれ、女性）は、近くの医院から処方されたステロイドの塗り薬を塗ってもよくならないどころか、副作用があるので自ら中止していました。35年間もこのような湿疹だらけで過ごしてきたといいます。

2010年に鶴見クリニックを受診。私は、①断食、②ヴィーガン、③ホルミスシス温熱、④サプリメントという基本的な治療法を提示してやってもらいました。すると、4か月で改善。

この患者さんにはリーキーガット（腸から内容物が漏れ出る）がありました。これを治すには断食が一番です。リーキーガットが改善されていくと、ひどい湿疹でも治っていくのです。2020年、女性は90歳になりましたが元気に暮らしています。すごいことです。

尋常性乾癬の治療経過

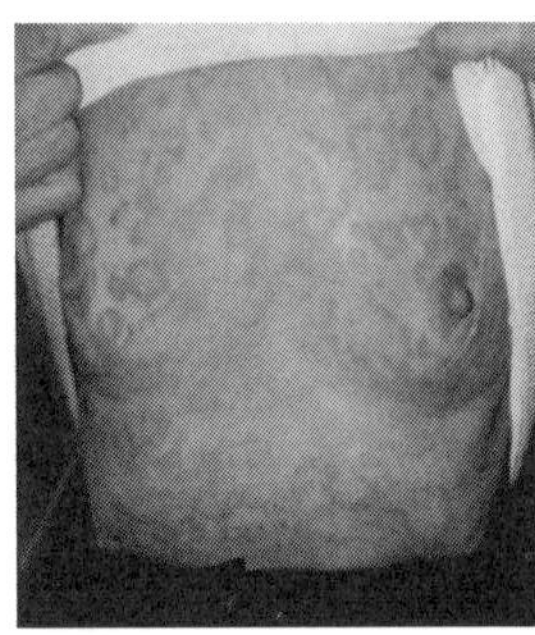

図1

4か月で急速に改善

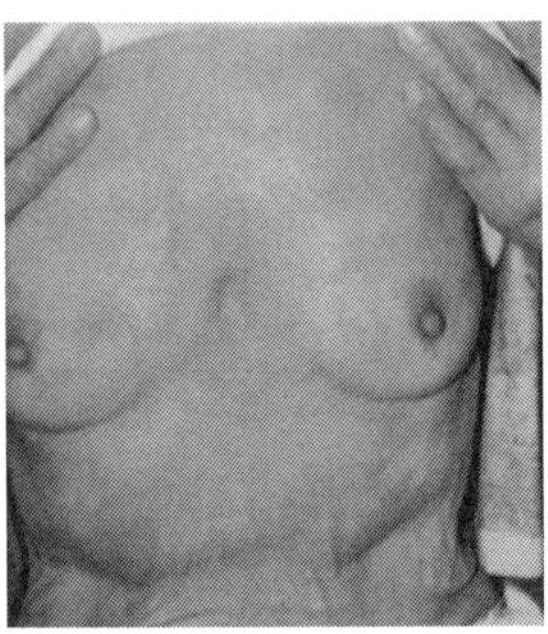

図2

㉑アレルギー

アレルギーの原因が腸にあるといわれてもピンとこないかもしれません。そのメカニズムは次のとおりです。

小腸の傷みが進むと「腸管透過性亢進（リーキーガット症候群）」という状態になることがあります。腸壁では、本来なら最も小さな単位の分子にまで切り離された栄養分しか吸収しませんが、傷んだ腸壁では、消化しきれていないタンパク質まで吸収してしまうという現象のことです。

この腸管透過性亢進を最近は「リーキーガット症候群」と呼ぶようになりました。テニスラケットのガット（腸）のような腸壁からリーキーする（漏れる）病気ということです。

右側の図のように、腸壁が開いた状態では大分子のタンパク質を吸収してしまいます。そうなると、本来

健康な腸の壁と不健康な腸の壁

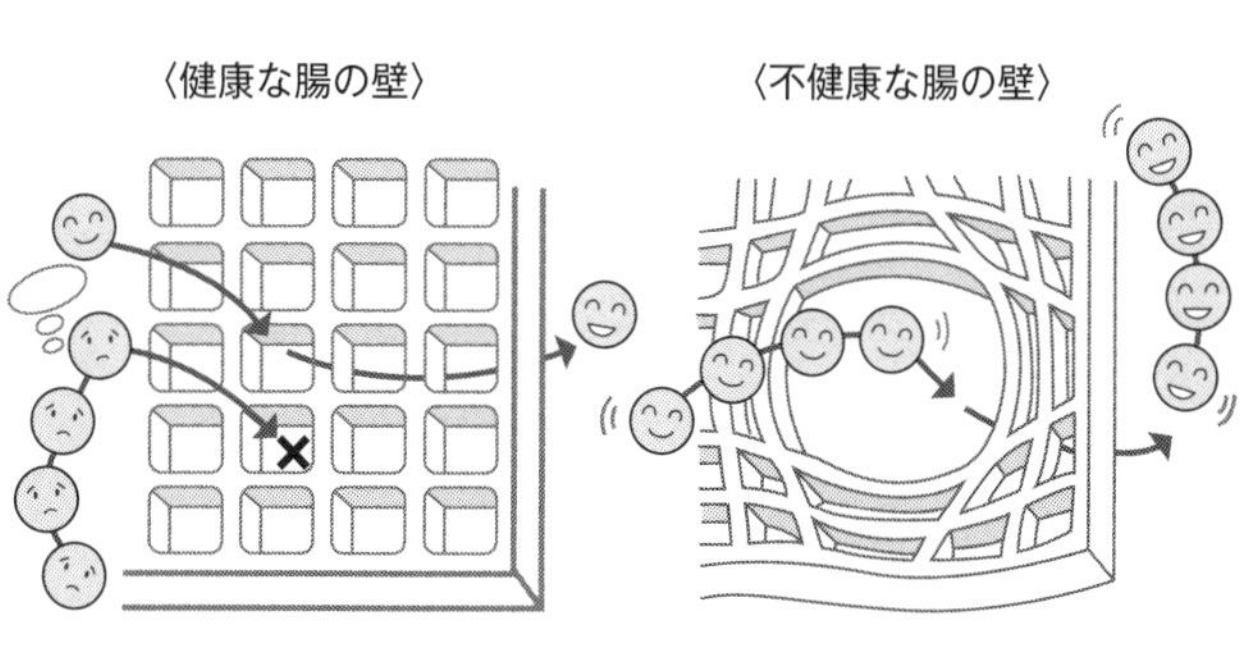

血液中に存在しないタンパク質が入ってきたとして、免疫異常を起こします。異物を包み込もうとして「抗体」をつくってしまうのです。そして、一度抗体ができると、二度目からはその物質が体内に入るたびにアレルギー反応を起こすようになります。

この「腸管透過性亢進」＝「リーキーガット症候群」がほとんどの免疫疾患、アレルギー症状の原因であるとする学者が欧米では増えてきています。そして、その根本原因は何より動物性タンパク質の過剰摂取が挙げられています。特に牛乳、チーズなどの乳製品です。このほかタバコ、白砂糖、クスリも原因物質です。

アレルギー反応は喘息の場合は肺に、アトピーは皮膚に、花粉症は目や鼻などに現れますが、その根本はすべて腸にあるのです。

また全身の関節が炎症を起こして痛む「リウマチ」もこの一種です。これらの原因不明といわれる慢性病に悩み、半ばあきらめかけてクリニックを訪れた患者さんに断食と酵素食をすすめたところ、大幅に改善される例が多く見られました。クスリに頼らなくても、酵素食を中心とした生活によってアレルギーが改善されることも多いのです。

このようなアレルギー疾患に、まずやらなければならない治療は「断食」です。ミドル断食⬇ヴィーガンを繰り返すと、開いた腸壁がよくなり、完治までもっていくことができます。

㉒花粉症

一般的に花粉症は、スギとかカモガヤといった抗原が原因です。したがって、その花粉の季節が過ぎると大変楽になりますが、花粉の季節の間は、透明な鼻水がしたたり落ち、眼はチカチカと痛み、くしゃみも出て大変です。

ところが、このような花粉症も断食（ショートでもミドルでも）をしっかりやると、意外に楽になるから不思議です。

なぜ断食で花粉症がよくなるかというと、それこそリーキーガットの小腸がかなり改善され、免疫反応が正常化するからだと考えられます。

㉓月経困難症（生理痛）

アメリカで活躍しているバリバリのエリート官僚の患者さん(昭和42年生まれ、女性)は、肉を食べる機会が多かったせいか、生理痛が強くて悩んでいました。そこで健康面を考慮して日本に帰国。婦人科病院ではホルモン剤を処方されました。

この患者さんはホルモン剤を飲まずに治せないかといろいろ調べ、鶴見クリニックを受診しました。

私はホルモン剤を中止させても治癒に導いたことが多々あるため、ホルモン剤を中止して食事とサプリメント、ホルミシス温熱で治しましょうといいました。

ホルモン剤の代わりとなったのは、質のよい味噌を朝夕摂ることでした。この味噌は1855年創業の味噌蔵で165年も生き続けた酵母菌を使ったもので、重要無形文化財になっているほどのものです。その菌を使って1年以上醸造した味噌です。食養生には最適ですし、何といっても美味しいものです。この味噌は多くの効果を発揮しますが、特にイソフラボンの効果がきわめて強く、ホルモン剤の代わりとなります。

患者さんには、まずは断食（ミドル）⬇ヴィーガンをやってもらいました。3か月後には上々の効果が得られました。

「生理痛は軽くなり便秘もまったく改善、体もすごく軽くなって元気が出てきた」との報告がありました。

生理痛のみならず子宮筋腫もよくなる治療方法は、断食⬇ヴィーガン、そして適切なサプリメントとホルミシス温熱です。

適切なサプリメントとして最高と思えるのは「No9」と名付けられたサプリです。これはゲニステインを中心に9つの生薬を入れたもので、エストロゲン（女性ホルモン）の調節を自然に行ってくれます。更年期障害や乳がん・子宮がんの治療に有効です。

㉔高コレステロール血症

コレステロールが高いことが動脈硬化につながり、その動脈硬化によって、ありとあらゆる病気につながる――こういうことが特にいわれ出したのは、前回の東京オリンピック（１９６４年）が終わった頃からだった気がします。

特にＬＤＬコレステロールが悪玉コレステロールとされ、ＬＤＬコレステロールの値が高い人は極力下げるようにと医師が指導したことから、「高コレステロール血症改善剤」が次から次へと開発されました。

その結果、コレステロール改善剤は売れに売れました。特に売れたのは、スタチン系（クレストール、メバロチンほか）という薬でした。年間売上が世界で1兆円を超えたというからすさまじいものです。しかし、副作用はかなりありました。

脳は水を除くと常時23％くらいのコレステロールを必要としています。コレステロールはけっして馬鹿にできない物質なのです。脳に23％のコレステロールが存在することによって、セロトニンやアセチルコリンという脳内伝達物質が活性化されます。

ところが、コレステロール改善剤を飲むと、脳内コレステロールはどんどん減少します。20％以下になるとセロトニンは働かなくなります。セロトニンは「幸せホルモン」といわれている物質です。セロトニンが出なくなったら、幸せでなくなり厭世的になり、うつ病になります。

コレステロール値を下げるだけなのに、こうした副作用を起こす可能性が高いクスリを飲み続けるのは考えものです。断食を6日もすれば、いやでもコレステロール値は下がるのです。

高コレステロール血症を正常化するには、断食➡ヴィーガンがベストなのです。

第5章

がん治療と断食

――転移や末期でもなぜ治っていくのか？

断食はあらゆる病気に有効に作用しますが、がんにも大変効果があります。

がんの原因はこれまでいろんな説がありました。細胞の突然変異、遺伝因子、ウイルスなどですが、どれも的を射ているとはいえません。肉親は体質が似ていることがあるので遺伝因子はないとはいえませんが、先天的なものよりも後天的な生活習慣による影響のほうがはるかに大です。

ウイルスもがんの因子の一つですが、NK細胞などでかなり退治できますから、ウイルスがあるからといって必ずしもがんになるとは限らないのです。

がんの最大の因子は、生活習慣、つまり食生活です。私たちはこのことにもっと注目すべきなのです。

01 がん細胞の餌を断つ

がん細胞の餌はブドウ糖のみです。この事実を知っていれば、第一の対処法がわかります。ブドウ糖を摂取しなければ、がん細胞を兵糧攻めにすることができます。断食によってブドウ糖を断つことは、腸の腐敗を防ぐことにも寄与します。

断食の特徴の一つに「ケトン体がエネルギーになること」が挙げられます。ケトン体がエネルギーになると、ミトコンドリア系のエネルギーが稼働し始めます。すると、解糖系エネルギーの約19倍ものエネルギーが出るようになります。断食をしばらく行うと、エネルギッシュになるのはそのためです。

ブドウ糖は人間のエネルギー源の重要な部分を占めますが、がん細胞の増殖をも促進してしまうため、がん治療の間は極力摂取しないほうがいいのです。そこで断食が有効な手段になりますが、ブドウ糖がなくても生命活動には影響しません。繰り返しになりますが、むしろ、ケトン体エネルギーによってエネルギッシュになっていくのです。

02

腸管免疫を活性化する（ＮＫ細胞の活性化）

腸の腐敗があると、腸管免疫が低下してしまいます。腸管免疫は全身の70～80％を担っているので、腸管免疫が低下してしまうと、がん細胞の発生を防ぐことができません。断食または半断食を行うと善玉菌が増えていきます。その結果、腸管免疫（特に自然免疫＝ＮＫ細胞）が活性化し、ＮＫ細胞ががん細胞を駆逐してくれます。そして、第２章で述べたように活性酸素が出にくくなるのです。

また、断食を行うと血流がよくなり、細胞の働きが活性化していきます。それは活性酸素の働きを抑え込む力になります。そのため細胞で出現した乳酸による症状は出なくなります。乳酸は筋肉を硬化させ痛みやコリの原因になりますが、それが細胞レベルで発生しなくなるのです。その結果、体温も上がります。

■がん細胞を殺すＮＫ細胞（ナチュラル・キラー細胞）

「がん細胞は一度生まれると、宿主の患者を殺すまで無限増殖する」といったのは「医学の父」と称されたルドルフ・ウイルヒョウ（１８２１～１９０２）です。

　しかし、このことは完全に否定されました。１９７０年、「健康な人にもがん細胞は発生しているが、免疫機構がそれをつぶしている」という仮説が出てきました（バーネット仮説）。１９７５年になり、元山形大学学長の仙道富士郎博士とアメリカのハーバマン博士によって、このことは証明されました。いわゆる免疫細胞である「ＮＫ細胞」を発見したのです。このＮＫ細胞の発見は、仙道博士とハーバマン博士の同時発見でした。

「がん細胞は毎日数千個も体内で生まれている。しかしＮＫ細胞は日々刻々とこれを攻撃している。それゆえＮＫ細胞を強く出すようにすれば、がんにはならない」（仙道・ハーバマン理論）

　ウイルヒョウは「がん細胞が一つでもあったら患者を死なすまで増殖する」としました。つまり、がんになったら死ぬしかないということです。

　しかし、免疫（自然免疫＝ＮＫ細胞）がしっかりあれば、そんなことは決してありません。がんの初期はもちろん、中期でも、たとえ末期であっても正常化することはあり得るのです。

　がん細胞が増殖するかしないかは、要はＮＫ細胞次第です。ＮＫ細胞が日常的に活性化すると、がん細胞はどんどん駆逐されていくのです。

03
断食はがん細胞のアポトーシス（自死）を促進する

細胞の自死のことを「アポトーシス」といいます。なぜ細胞が自死するのかというと、細胞ががん化してどんどん増殖すれば、個体の生存が危うくなるからです

がんは餌（ブドウ糖）がなくなり、また微小循環が向上すると、アポトーシスします。したがって、断食はがんのアポトーシスを促進する最大の方法です。「ｐ53」という遺伝子が、がん細胞の自死を促す役目をするようです。

人体には、絶えずダメージを受ける細胞の遺伝子（ＤＮＡ）を修復する仕組みを統括するボスがいます。そのボスはｐ53と呼ばれる特別ながん細胞抑制遺伝子です。

ｐ53は、ＤＮＡに起こったダメージの程度を見て修理するか、それとも修理せずに細胞を自死させるかを判断します。ですからｐ53は「細胞の守護神」とも呼ばれます。「修理する」と判断するのは、ダメージが比較的少なく、それほど深刻でない場合です。修理せずに細胞を自死させるのは、ＤＮＡのダメージがあまりに多く、完全な修理ができない場合です。この時、ｐ53は細胞を自らの手で殺すのではなく、細胞に自殺を命じるのです。

04 断食はがん治療のエース

以上のようなことは、近年の最先端科学の研究から明らかになっていることなのですが、残念ながらその知見は現場の医療では活用されていません。

現代の医学ではNK細胞の存在を認めつつも、そのメカニズムを活用しようとはしていません。かえってNK細胞を阻害する三大療法（手術、抗がん剤、放射線治療）をやり続けています。

NK細胞のことは、今や一般の人にも知れわたってきているのに、なぜ、むしろ自然免疫を阻害する方法を続け、NK細胞の存在を無視するかのような行動（治療）をとるのでしょうか。

このことに関して、評論家の船瀬俊介氏は次のように述べています。

「NK細胞ががんを攻撃するという真理を認めると、抗がん剤・放射線・手術の三大治療の出番がなくなる。それは巨大利権としては誠に不都合だからだ」と。

がん患者にはミドル断食ないしはロング断食が必要ですが、3日間のショート断食でも、このＮＫ細胞は活性化します。また、がんでない人でもＮＫ細胞により免疫力は上がり、病気は治っていくのです。

●**断食はがん細胞を兵糧攻めにする**
●**p53はがん細胞をアポトーシス（自死）に導く**
●**ＮＫ細胞はがん細胞を直接殺す**

断食はこの三つの作用を活性化します。

私はがん治療で断食を指導する場合は、症状にもよりますが、最低でも10日間、長い人では1か月間の水断食を指導します。そうすると、がん細胞に栄養（がん細胞は主に糖分を栄養にする）が行かなくなり、がん細胞をアポトーシスさせる遺伝子が働くとともに、自然免疫（ＮＫ細胞）が活性化するのです。もちろん、断食による栄養障害が起こることは一切ありません。

こうしたことは医師も患者もまず、事実として知っておいてほしいものです。

05
オートファジーでがんを治すには

第2章でオートファジーについて述べましたが、がんについてはどうでしょうか？

オートファジーは、古くなった細胞を内側から新しく生まれ変わらせる仕組みのことで、断食するとがん細胞がアポトーシスしていく効果が期待されています。ただ、数日間の断食によるオートファジーだけではがん細胞が消えるはずもありません。ましてや転移して多発しているケースならなおさらでしょう。

つまり、一度だけ、数日間だけの断食では、オートファジーが働いたからといって、がんが完治するような状況にはならないということです。

しかし、次のレベルであれば治っていく可能性が高くなります。

- **初期のがんであること**
- **転移していても、転移が比較的小さいこと**
- **悪性の度合いが低いまたは中等度であること**

治療法は次のとおりです。

① 5～6日間の水だけ断食（梅干しなどで塩分は摂取する）を行い、その後に14～16日間、ヴィーガンの食事にする。終了したら、再び5～6日間の水だけ断食と14～16日間のヴィーガンの食事にする。これを1年以上繰り返す。

② 体力のある人なら、10～15日間の水だけ断食を行い、40日間のヴィーガンの食事にする。終了したら、再び10～15日間の水だけ断食を行い、40日間のヴィーガンの食事にする。これを1年以上繰り返す。

このどちらかを行えば、がんが完治する可能性が高まるでしょう。もちろん、絶対ではありませんが、可能性が高くなるというのは、まさに私のクリニックに来た患者さんの症例にあります。

このように条件と方法がそろっている場合に、がんが完治する可能性は十分あると私は確信しています。これが6日以上の水だけ断食をした場合に発生するオートファジーの威力なのです（実際には16時間の絶食でオートファジーが働くが、がん治療の場合はミドルまたはロング断食が必要）。

06 最近の症例

近年の私のがん治療の症例は、まさに瞠目《どうもく》すべきものです。

２０１９年に出版した『がん患者とともに命をつなぐ』（グスコー出版）という本の中でかなり症例を紹介しました。この本に入っていないすごい症例がその後いくつも出てきましたので、今回はそれらも含めて報告します。

《症例１　胸腺がん》
患者：昭和47生まれ、男性
経過：２０１９年10月、大学病院で胸腺がんと診断されました。転移もあり、予後が悪いといわれたため、友人に相談。鶴見クリニックを紹介され、来院しました。

一般に胸腺がんは中皮腫といわれ、石綿を扱っている工場の人がアスベストを吸ったりするとなりやすい病気です。今や石綿工場はあまりに危険なため廃止になりました。にも

かかわらず胸腺がんとは⁉

私は次のように聞きました。

「石綿工場で働いたわけではないですよね」

「はい、もちろん関係ありません」

「では胸腺がんの原因は、もしかして加工肉の食べ過ぎなのかな？　というのはＷＨＯ（世界保健機構）はアスベストに匹敵する毒として、加工肉を挙げたのですよ」

すると患者さんの奥さんがにわかに発言しました。

「え！　そうなんですか。この人はサラミが大好きで、よくサラミを食べていたのです。隠れて自分でも買ってきて食べる人でした」

この患者さんはサラミ以外にもベーコンやウィンナーなどいわゆる燻蒸した肉が大好きだったそうです。

私が、加工肉が犯人ではないかと指摘したのには訳があります。

ＷＨＯは発がんの因子を重い順に5段階に分け、最も重い第1群にアスベストと加工肉を入れていたからです。このニュースは世界に衝撃を与えました。

私は患者さんに「このままだと致死率１００％ですが、もしがんばれば治るかもしれません」といって、徹底的に断食（ロング断食）をしてもらい、続いてヴィーガンをやって

赤肉および加工肉の発がん性

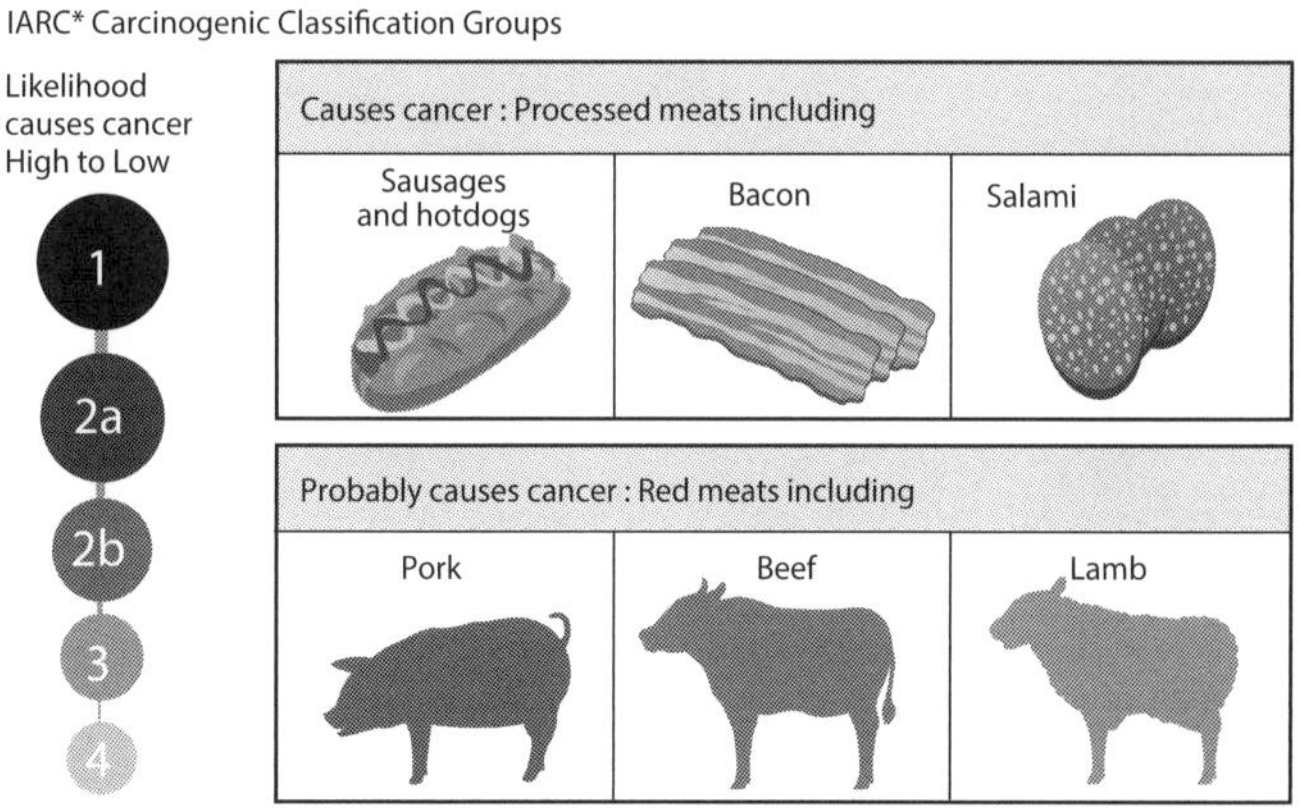

*International Agency for Research on Cancer（国際がん研究機関）

出典：Cancer Research UK（王立がん研究基金）、WHO（世界保健機関）

もらいました。

そうすると4か月半でがんの転移はなくなり、縮小しました。現在の医療では致死率100％といわれているがんでも治るのには、私自身驚きました。

■WHOの報告

2015年10月、WHOの下部組織「国際がん研究機関」（IARC）は、大規模な調査をした結果、動物性タンパク質を多く食べている人たちは発がん性が高いが、動物性タンパク質の中でも加工肉（ハム、ウィンナー、ソーセージ、ベーコン、サラミなど）を特に多く食している群が最も発がん性が高いことを見つけ、その調査報告書を発表しました。

肉や鶏卵、牛乳、チーズもよくないですが、さらに発がん性が増すのが加工肉でした。その理由は、第一にこれらの糖化（AGEs）度数が極端に高いこと（すべて1万KU以上）がまず挙げられます。このほか、腐敗しやすい、アミン類をばらまきやすいことも指摘されました。

ただし、T・コリン・キャンベル博士（アメリカの栄養学者）は、この発がん性ランク1に匹敵するものとして牛乳、チーズのカゼインタンパク質を挙げていますし、アラン・カー博士は鶏卵の白身のオボムチンも最悪と指摘しています。いずれも摂り過ぎると体によいことがないといえるでしょう。

《症例2　胆のうがん、術後腹膜リンパ転移》

患者：昭和27生まれ、男性

経過：2019年6月、胆のうがんのため病院で手術。その後転移なしといわれていたが、9月の検診で腹膜とリンパに転移が認められた。

この病院では治療は抗がん剤しかないというし、一方で完治はないともいわれたことで、患者さんは不安になり、抗がん剤治療の実態を調べました。その結果、「抗がん剤で治ることはないどころか早く死ぬ」と確信したそうです。

そこで、2019年9月、鶴見クリニックを受診。

当クリニックでは三大治療（①断食とヴィーガン、②最高のサプリメント、③ホルミシス治療）を徹底的に実行してもらいました。

2020年1月のCTでは、がんらしきところはどこにもないという素晴らしい結果となりました。患者さんは今も油断せず食養生をやっているところです。

転移のある胆のうがんで治った症例などはあまり聞いたことがありません。それゆえ寛解してくれたことは本当に素晴らしいことです。

《症例3　左乳がん》

患者：昭和34生まれ、女性

経過：2019年7月、病院で左乳がんと診断され、手術をするようすすめられる。まだ初期だったことから「抗がん剤は必要なし」とのことであったが、手術をしたくなくて鶴見クリニックを受診。

私は「手術はやむを得ない。ただし徹底的に体調をよくして免疫を上げてから手術してほしい」といい、鶴見式三大療法をやってもらいました。そして11月末に病院で全摘出手術になりました。

手術の結果は驚くべきものでした。なんと切除した左乳房からがん細胞が消えていたのです。担当医はこういったそうです。

「以前あったがんは何らかの作用で消えてしまったみたいです。でも、一応取っておかないとね。もしがんが残っていたら後々大変なことになるから」

乳がんは一般には手術するのが普通ですが、このように断食⬇ヴィーガンでも完治する可能性が高いという症例です。

それにしても免疫強化の力とホルミシス温熱の力はすごいと思います。2か月にわたる断食とヴィーガン、そしてホルミシス療法で、完全にがんが消えてしまったのです（手術は必要なかったかもしれません）。

《症例4　胃がん（ステージⅠないしⅡ）》

患者：昭和21生まれ、男性

経過：2018年6月、胃の痛みで病院受診。内視鏡検査、組織診でも胃がん、即手術といわれたが、手術を拒否して翌7月、鶴見クリニック来院。

私は「手術は必要かもしれないが、免疫を上げてからにしたほうがよいでしょう」と、鶴見式三大免疫療法を教え徹底的にやってもらいました。

半年後、近くの検査クリニックでCTを撮ったら「異常なし」でした。

それからさらに半年後、元の病院に行き内視鏡検査をしたところ、「どこにもがんはなし。組織診でもマイナス」と診断されました。2020年7月の時点で、転移もまったくありません。

これはすごい症例だと思います。なかなか簡単にがんは消えないものです。この患者さんが努力して、しっかりとロング断食をやったからでしょう。

《症例5　前立腺がん骨転移》
患者：昭和30生まれ、男性
経過：2015年6月、病院で前立腺がん骨転移の診断。7月、鶴見クリニック受診。
PSA（前立腺がんの数値）が9600ときわめて高く驚愕。

私の三大免疫療法で特にやったのはやはり断食で、ミドル断食、そして続けてヴィーガンを徹底しました。そして水素サプリをやや多めに服用してもらいました。そうすると、

PSAはみるみる改善し、半年後には0・1に。骨の転移もCTに出なくなりました。その後もヴィーガンを続け、きわめて健康に推移しています。

これも驚くべき症例です。ホルモン剤を使わずに完治する例はなかなかなさそうですが、鶴見クリニックでは、PSAが8860という人が完治した症例もあります。

ホルモン剤に代わる私の治療手段として、前述の治療法に加えて、日々の食生活で良質な熟成味噌、サーディン、細切り寒天などを摂取してもらいました。

《症例6　C型肝炎、肝臓がん》

患者：昭和10生まれ、男性

経過：2012年、夏に体があまりにもだるかったので、病院受診。病院ではC型肝炎に加えて3センチの肝臓がんを指摘され、本人の希望で「陽子線治療」を施行した。

陽子線治療の結果、見事にがんが消失し、しばし喜んでいたのですが、10か月後CTを撮ると、なんと5センチもの大きながんがまったく違う場所に出現していました。場所が悪く手術もできないし、陽子線治療は一度やったのでもうできない。抗がん剤もあまり効かないといわれました。

そこで2013年に鶴見クリニック受診。三大免疫療法を教え、徹底的にやってもらいました。すると半年後のCTではがんは見当たらなくなっていました。これには本人はもとより私もびっくり。それからさらに半年後、元の病院に行き内視鏡検査をしたところ、「どこにもがんはなし。組織診でもマイナス」と診断されました。

私は、C型肝炎で起こった肝臓がんのケースで、①断食⬇ヴィーガン、②最良のサプリメント、③ホルミシスの三大免疫療法で何人もの患者さんを治しています。ただし、転移性の肝臓がんはそうはいきません。なかなか治らないのが実状です。

《症例7　重度の歯周病、C型肝炎、肝臓がん》
患者：昭和33生まれ、女性
経過：2007年春、あまりに歯周病がひどかったことから歯科医を初めて受診。

歯科医は、患者さんの口の中を見て飛び上がって驚いたそうです。今まで見たこともないほどのひどい歯周病で、口の中は腫れあがり、部分的に膿だらけだったからです。

歯科医はメスで膿を掻き出そうと思いましたが、思いとどまって私に電話でアドバイスを求めてきました。

「メスで掻き出そうかと思うのですが、だめでしょうか？」

「とんでもない。そんなことをしたらネクローシス（壊死）を起こし、あまりの痛みで大変なことになりますよ」

「ではどうしたらよいのでしょうか？」

「もちろん断食しかありません」

私はそういい、断食メニューを提示しました。28日間のロング断食です。歯科医はそれを患者さんに伝えました。

患者さんは、断食7日目に大量の宿便のようなものが出ました。あまりの量の多さに便器が溢れかえるほどで、患者さんがそのいっぱいの便を妹に見せたら、妹は飛び上がって「ものすごい量！」と驚いたそうです。8日目から順調に排便。食べていないのに結構な量だったといいます。

断食20日目には、体重が当初の73kgから57kgまで落ちました。

25日目に再び歯科医受診。歯科医はまたまた飛び上がって驚いたといいます。完治ではないが、かなり治っているという状態だったからです。

その後、この患者さんは鶴見クリニックに来院し、引き続きC型肝炎と肝臓がんの治療を施行しました。すると、肝臓がんも少し小さくなっていきました。

この症例のように、歯周病も断食で治るのです。ただし、肝臓がんはかなりよくなったものの、すでに肝硬変が進行していたため、最後は肝硬変で亡くなりました。もっと早く治療していたらと思うと惜しまれます。

《症例8　子宮体がん（卵巣転移）》

患者：昭和40生まれ、女性

経過：2020年1月に病院で子宮を全摘。ステージⅢaであった。その後、腹水が溜り、精査したら卵巣に転移していた。腹水は栄養的なものと判断された。その状態の時に鶴見クリニックを受診。

私は三大免疫療法（①断食➡ヴィーガン、②適切なサプリメントの服用、③ホルミシス温浴）により治療を開始しました。

その後、病院でのCTでは、「転移がんは消失」と報告されました。2021年10月6日現在、再発は見られず、現在経過観察中です。転移がんでもよくなった、すばらしい症例だと思います。なお、断食はロング（1か月間）の水断食をやってもらいました。

《症例9　右乳がん（ステージⅡ）》

患者：昭和27生まれ、女性

経過：2019年8月、乳腺クリニックで右乳がんⅡ期と診断され、即手術が必要といわれたが、患者さんはいわゆる西洋医療の三大治療を絶対やりたくないという信念の持ち主だった。そこで8月末、鶴見クリニックに来院。

私は、鶴見式三大免疫療法を徹底して行うようお話しました。特に断食とヴィーガン、水素サプリとサーディンの服用、ホルミシスグッズの使用です。

すると体調はみるみるよくなり、2020年3月、近くのクリニックでCTを撮ってもらったら、どこも異常なし。

同年7月、元の乳腺クリニックを受診し、MRIでは「右乳房のがんだった部分は完全に石灰化している」、CTでは「転移なし」という素晴らしい結果でした。

《症例10　膀胱がん》
患者：昭和15生まれ、男性
経過：２００２年頃、血尿が出るため病院受診。膀胱がんと診断され、内視鏡で掻き出す手術を行った。しかし、数か月で再発、また内視鏡手術、また再発、また内視鏡手術と、手術を5回も繰り返したが、またもや再発。6回目の手術は断り（全摘が予定されていた）、鶴見クリニックを受診（２０１１年）。

膀胱がんは、このように何度も手術するケースが多いようです。

私は厳しいロング断食(30日)➡ヴィーガン(50日)を提示し、実行してもらいました。その後、さらにロング断食とヴィーガンを繰り返してもらいました。

すると半年で、内視鏡で見られた膀胱にはがんがまったくなくなっていました。その後、患者さんは断食➡ヴィーガンを繰り返すことで、完治しました。

２０２１年10月現在、どこにもがんは存在していません。

私のクリニックには、多くのがん患者さんが来られますが、転移のない場合は１００％、私の三大免疫療法で治っています。転移がある場合、転移が比較的近傍であれば完治に向かうことが多い。

問題は、肺だの骨盤だの腹膜だのあらゆる臓器に転移している場合です。この治療はさすがに無理なことが多いのですが、この場合でも三大免疫療法で痛みは減少していきます。完治まではなかなかいきませんが、この治療はやるべき価値はあると思います。抗がん剤や放射線治療のように強い副作用もなく、痛みもありません。

まず、この治療を行った後、それでも経過がよくならなければ、次の手段を考えればよいのです。また、抗がん剤などの治療を行う場合でも、三大免疫療法を併用すれば、副作用もかなり軽くなります。

07 ステージⅢの濾胞性リンパ腫の完治

TrueNorth Health Center（ＴＮＨＣ）でのステージⅢの濾胞性リンパ腫の完治例を紹介しましょう。この症例はイギリスの医学誌『British Medical Journal』にも掲載されました。濾胞性リンパ腫は血液がんの一種で、我が国では近年急激に増えている疾患です（この40年間で24倍に増加）。

患者（42歳、女性）は、２０１４年にステージⅢa、グレード1の濾胞性リンパ腫と診断され、同年11月からＴＮＨＣで21日間の水のみの断食を行うことを決意し実行しました。また、その後10日間は、精製炭水化物を含む塩分、油分、糖分を一切加えない（ＳＯＳフリー）全植物性食品のみの食事を続けました。

すると、まだ治療の過程でしたが、彼女の肥大化したリンパ節は消失しました。ＣＴスキャンでもサイズの縮小が確認されたのです。ＳＯＳフリーの食事はその後も継続したところ、3か月後、6か月後の追跡調査では症状がまったく見られませんでした。

3年後の２０１７年11月、患者はＴＮＨＣで再び2回目の水断食を行いました。彼女はこの3年間、最小限の例外を除いてSOSフリーの食事を続けてきたそうです。TNHCでは、全血球計算（CBC）と包括的メタボリックパネル（CMP）検査を組み合わせた健康診断では、全体的に良好な健康状態であり、初診時の体重減少が維持されていました。驚いたことに、彼女のリンパ節はまだ不透過性でした。

2018年1月、フォローアップのCTおよびPETスキャンでは、腋窩リンパ節、鎖骨上リンパ節、鼠径リンパ節の外観は正常で、ハイパーメタボリック新生物の存在は認められませんでした。つまり、この患者はすでに濾胞性リンパ腫の証拠が見当たらず、完治していることを示しています。

この症例のことを教えてくれた前述の松田麻美子先生は、次のように述べています。

「断食の研究は、これまでは動物実験で行われてきましたが、医学的に管理された水断食の有効性に関する臨床データが数多く報告されるようになりました。例えば、境界性高血圧症と高血圧症の患者の場合、断食によって安全かつ効果的に血圧が低下することが報告されています。また、断食とそれに続く菜食が関節リウマチ患者の炎症と痛みを軽減することも実証されました。さらに、断食は化学療法（抗がん剤など）で経験する強い副作用を軽減することが示されています」

08

自分の乳がんを治した女医の話 ——「プラントリシャンプロジェクト」大会より

アメリカでは代替医療をがんばっている医師や健康アドバイザーが大変増えてきました。そうした代替医療の医師たちによる4日間のヴィーガン大会（完全ベジタリアンで動物性タンパク抜き食）が毎年秋にロサンゼルスで行われています。

受講者1000人のうち700人は医師（MD）。彼らは自分のクリニックで、ヴィーガンを患者さんに指導して治療しています。これはすごいことです。病気の治療の主軸に「ヴィーガン」を置いているのです。このヴィーガン大会の講師陣約30人。そのうちの一人の話は、なかなか参考になります。講師として登壇したその女医は、10年前に乳がんの肺転移・リンパ節転移で、もって1年半から2年の命と宣告されたほどでした。同僚の乳腺外科の女医に彼女は次のようにいわれました。

「一般的には抗がん剤しかないけれど、同じ医者同士だからあえていうわ。私は抗がん剤をすすめない。（がん細胞が）耐性を持ってどうしようもなくなるからね。自然にしていたら2年はもつわ。何なら次を紹介する」

つまり、いつかは必ず死ぬが、延命するやり方をやりなさいとのアドバイスでした。

そこで紹介されて女医が飛びこんだのが、「プラントリシャンプロジェクト」の前身、ナチュラル・ハイジーンの「ヴィーガンを行う会」でした。そこでメンバーにいわれたのが、「断食⬇ヴィーガン食」の繰り返しをやることとライフスタイルを正すことでした。

彼女は断食⬇ヴィーガン食を交互に繰り返し、同時に気功やウォーキング、日光浴、温熱治療をやりました。断食はロング断食でした。そうしたら、なんと半年で肺転移は消え、1年後には乳がんが消えていたのです。

彼女は放射線科の医師ですが、このことがきっかけになって自然のプラントフードに目覚め、それを教える立場になり、このような授業の講師に選ばれたのです。

彼女は10年間、ヴィーガン食に徹して生活してきたといっていました。断食とヴィーガン食以外にやったのは、イメージトレーニング、温熱岩盤浴、ウォーキングだそうです。基本的には私の治療法とほぼ同じです。

この女医さんのような症例は、私のクリニックでもよくあります。乳がんの転移はよくあることですが、前述のような方法で治療すれば完治または寛解するのです。

乳がんでは、西洋医療の対症療法でかえって転移だらけになることが多いのですが、次にその不幸な症例を紹介します。

09 西洋医療でより悪くなった症例

「がん」と診断されると、ほとんどの人は目の前が真っ暗になるほどショックを受けるでしょう。そして、医師がすすめる三大療法（手術、抗がん剤、放射線）を行うべきか、（その医療では治らず死んでしまった例を経験している人は）代替医療にすべきか迷います。

この決断は大変難しいものですが、三大療法を体験する途中で、その経過がよくないことから代替医療（私自身はこちらのほうが本筋ではないかと思っていますが）に切り替える人も少なくありません。次の例はそんな事例です。

《症例　右乳がん（ステージⅡ）》
患者：52歳、女性
経過：2019年5月、病院で右乳がんⅡ期と診断され、抗がん剤で乳がんを小さくしてから手術をしましょうといわれて、5か月間の抗がん剤投与で小さくし、10月手術を施行。

この患者さんは手術後、放射線治療をやるのが決まりになっていますといわれ、46回胸に放射能を浴びました。放射線治療後、担当医は「これで完璧。目に見えないがんも焼きつくしたからね」と自信をもっていいました。

その後は安心して生活していましたが、2020年3月、体にだるさを感じ病院でCT検査。すると肝臓に3センチほどの小さな陰影が存在し、乳がんの転移といわれました。

「肝臓の転移がんは散らばっている。手術はできないので抗がん剤をやりましょう」

「それで完治しますか？」

「いや、完治はありません。抗がん剤をやれば1年はもちます」

「1年しかもたないのですか？　1年の命ですか？　目に見えないがんも蹴散らしたといったではないですか。たった1年の延命のために放射線治療をやったのですか！」と彼女は怒りました。

医師はしどろもどろの弁解だったそうです。

その後、がんは急速に大きくなり、病院で余命2か月に訂正されました。この段階で私のクリニックに来院。これではちょっと無理です。

いやはや、ひどい話です。一番の問題は46回の放射線治療です。放射線を当てると、免疫は急激に低下するのです。

10 医者の不養生と不勉強

２００４年頃、知人の外科医が53歳の若さで大腸がんを患い、亡くなったという一報が私の元に届きました。

消化器外科医なのに？　私は少し不思議に思いましたが、不思議でも何でもありませんでした。彼を医学生時代から知っていましたが、「ラーメンライス」が大好きで「ワシはこれでええんや」が口癖でした。きっと医者になってからも変わらぬ「邪食」の生活だったと思われます。

彼自身は、自分の大腸がんは「何となく生じた」くらいにしか感じていなかったかもしれません。もちろん「食生活が悪い」ということは微塵も思ってはいなかったでしょう。たいていの医師もこの外科医に近い感覚です。「食事が大いなる原因」とは、今の西洋医療界（医科大学・医学部）ではほとんど教えていないからです。「病気は天から降って来たかストレス。病気があればクスリで治す」という考え方が当たり前になっているのです。

ある医科大学の学長だった人が、74歳でやはり大腸がんで亡くなりました。この学長も消化器内科の医師でした。消化器内科なのに、病気の原因を追究することはあまりなかったのかもしれません。

そろそろ医者も患者も「真の原因を考える」時代が来ているのではないでしょうか。

■「断食なんてやったら死ぬぞ!」

私のクリニックに地方から、胃がんと大腸がんの二つのがんを患った78歳の患者さんが受診されました。手術不可能な状態です。私は三大免疫療法を指導しました。そのお陰で、半年間は何ともなく、大変元気に快適な生活をしていました。

患者さんは半年後、検査目的で昔のかかりつけのクリニックに行きました。半年ぶりだったので、その開業医は腹立たし気に「一体なぜ来ないのかね!」といいました。患者さんは次のようにいいました。「東京のお医者さんのところへ行き、断食を行ったり、サプリメントを飲んだりしていました」と。

するとその開業医は突然眼をつり上げて怒鳴りました。

「断食なんてやったら死ぬぞ! だからこんなに痩せて悪くなっているんだ!」

あまりの剣幕に患者さんは驚きました。

その後も長々と怒られました。「栄養をつけないとがんはどんどん広がるぞ! クスリを飲まなければ治らないのに！」という主旨だったようです。患者さんはトコトン怒られた挙げ句、帰宅。あまりのショックにその後寝たきりになってしまいました。

しかし、この開業医のいったことは、欧米の最新の栄養学の見地からすれば「大きな誤り」でした。この患者さんは半年間ＱＯＬ（クオリティ・オブ・ライフ＝生活の質）も大変高かったのに、それを評価せず痩せたというだけで検査の結果も診ずに怒鳴りつけたのです。とんでもない話です。

日本におけるがん治療では、いわゆる西洋医療の三大療法（手術、抗がん剤、放射線）がいまだに主流です。でもどうでしょうか？　周囲にこれらの治療で完治したという人はどれくらいいるでしょうか？

日本では、がん患者が治療後5年間生存していれば、それが治癒の目安とされています。その比率は治療を受けた全がん患者の58％にすぎません。逆算すれば4割の人は治っていないし、「5年生存で治癒」という目安もおかしなことです。6年目に再発や転移が起こることはよくあることだからです。

日本の医師は、今までの方法では「がんの治療効果は向上していない」ということを自覚するとともに、真の原因追究及び、原因を取り除くためにどうすればよいかということを考究すべきなのです。

■『文藝春秋』の特集記事

２０１７年7月号の『文藝春秋』に、「高齢者と抗がん剤の真実」という特集記事が掲載されていました。記事の内容は、国立がん研究センター理事長の中釜斉（なかがま・ひとし）先生の事例によるもので、おおよそ次のようなものでした。

記事の前半は、今の抗がん剤は昔と違ってよく効くとした話でしたが、後半に入って、がんを患って亡くなった奥様のことについて書かれた話は大変興味深いものがありました。

「私も5年ほど前に妻をがんで亡くしています。彼女も珍しいがんでした。（中略）病名はステージⅣの『原発不明の肩甲骨がん』で組織的に珍しいがん。（中略）担当医と相談をし、通常の3分の1の量の抗がん剤を投与してもらった。腫瘍マーカーは落ち着いたが、妻の全身状態はガクッと悪化し、がんを発見してから亡くなるまでにわずか40日しかありませんでした。結果的には抗がん剤治療をしなかったほうがよかったと思います」

中釜氏のコメントは大変誠実味があり、好感が持てます。新しい抗がん剤のよさを書く一方で、奥様のがんには「やらないほうがよかった」と正直に述べているからです。

私は、抗がん剤は仕方ない場合以外はやらないほうが延命すると思っています。なぜなら、どんなに一時的に効いても、後々再発するし、抗がん剤自体が「毒物」だからです。中釜氏の奥様の例はそれを物語っている気がします。

第6章

病気になる食べ物 健康になる食べ物

――体は食べたものでつくられている

これまで述べてきたように、断食はすべての病気の治療に有効に働くことがわかりました。多種多様ながん、転移がん、中期・末期の場合でも有効に作用します。たとえ完治しなくても、症状が軽減されるなどの利点も大きいでしょう。

病気の原因はさまざまですが、生活習慣、特に食習慣が大きな要因になっていることは何度も述べているとおりです。とりわけ「食べ過ぎ」の害は声を大にして指摘しておきたいことです。

アメリカの分子矯正医学の親であるロジャー・ウィリアムス博士は、「私達の身体は食べたものでつくられる」という名言を残されています。まったくそのとおりなのです。

01 肥満者は短命――六つの理由

本書でもたびたび述べているように、肥満はあらゆる病気の元となるものです。なぜ、肥満になると病気になりやすくなるのでしょうか。

❶悪玉アディポサイトカインの分泌

肥満になると、さまざまな悪玉アディポサイトカインが分泌されます。第１章冒頭でも解説したように、これは次のようにいろんな病気の因子になるものです。

- ●ＴＮＦα ⬇ 糖尿病、発がん因子
- ●アンギオテンシノーゲン ⬇ 高血圧因子
- ●ＰＡＩ-１ ⬇ 血栓と動脈硬化因子
- ●ＩＬ-６ ⬇ 白血病ほか

肥満者に多い脂肪細胞は、これまでは単なるエネルギーの貯蔵庫と考えられてきました。ところが、サイトカインというホルモン様物質の研究から、１９９０年代の後半に、そんな単純なことではなく、「あらゆる疲労の元になり得る物質こそ、脂肪細胞から分泌される悪玉サイトカインである」ということがわかってきたのです。ちなみに、アディポとは「脂肪」の意味です。

悪玉のアディポサイトカインからはあらゆる体に悪い因子が出現します。ＴＮＦ-αという物質は糖尿病とがんを生じさせます。アンギオテシノーゲンというサイトカインは高血圧の要因になります。ＰＡＩ-１（パイワン）というサイトカインからは血栓が飛びやすくなります。同時に動脈硬化も進行します。このほか、レジスチンという糖尿病因子やＩＬ-６という白血病になりやすいサイトカインもあります。また、遊離脂肪酸もサイトカインとされています。

脂肪細胞には悪玉だけでなく善玉もありますが、善玉の脂肪細胞から出るサイトカインは「アディポネクチン」といわれます。このサイトカインが多く出ている時は健康とされます。肥満体の人の脂肪細胞から出るサイトカインは当然悪玉のアディポサイトカインです。それゆえ太った人は病気になりやすいのです。

❷代謝の悪化

代謝とは、ありとあらゆる生命活動のことです。別の表現をすると、ある物質がまったく違った物質になることをいいます。体内で物質が分解されたり、物質が複合してまったく別の物質に転換されたりすることです。代謝がおろそかになると人間は生命活動が維持できず病気をするのです。

代謝を悪くする筆頭の因子こそ「脂肪細胞」の存在です。

❸微小循環の悪化

肥満の人の血流は最悪です。血液の微小循環が悪化して、これが原因でいろんな病気の元になります。いわゆる血のめぐりが悪くなるということです。

❹サーチュイン遺伝子（長寿遺伝子）の不活性化

寿命を延ばす因子として有名なのはサーチュイン遺伝子＝長寿遺伝子です。サーチュイン遺伝子が活性化された時、寿命は大きく延びます。

第2章で紹介したように、サーチュイン遺伝子を発見した米国マサチューセッツ工科大学のレオナルド・ガレンテ博士らの研究グループは、線虫を使い実験を重ねました。そして、カロリー制限をした線虫は寿命が2倍にも延びたことを見つけたのです。同時に、その寿命を延ばす遺伝子は、餌を制限した時のみ発現するという特殊な性質を持っていたのです。

❺腸の腐敗と免疫の低下

肥満者の腸内は必ず腐敗し、アミン類だらけになります。その結果、短鎖脂肪酸が少なくなり、腸管免疫は低下していきます。免疫機能が低下すると、ありとあらゆる病気が出現します。反対に少食にすると、第1章の冒頭で紹介したように大変健康になります。

カロリー制限をすると、体内はどうなるのでしょうか？　サーチュイン遺伝子（長寿遺伝子）の活性化、活性酸素の減少、若返りホルモン活性、DHEA濃度増加などにより、さまざまな症状がなくなり元気になります。

肥満者は身体全体の70～80％も占めている腸管免疫が大きく低下します。腸が腐敗するからです。肥満➡腸腐敗➡免疫低下➡病気➡短命となるのです。

❻脳機能の低下と炎症亢進

脂肪細胞は、単に余ったカロリーを蓄えるだけではなく、これまで考えられてきたこと以上に人間の生理機能に関わっています。特に、脂肪が肝臓、腎臓、心臓、膵臓、腸などの周りに過剰にあると、代謝機能がうまく働きません。

この内臓脂肪は、体内の炎症経路を刺激して、体の正常なホルモン活動を阻害する分子に信号を出すという特異な働きをします。さらに内臓脂肪は、一連の機能を通じて炎症を誘発するだけでなく、内臓脂肪自体が炎症を起こすことがわかっています。

2005年、米国カリフォルニア大学バークレー校、カリフォルニア大学デイビス校、ミシガン大学のチームが1万人超の「ウエスト値とヒップ値の比」を調べ、脳内の構造変化を比較しました。つまり、脳の構造とウエストのサイズに関係があるのかないのかを確かめようとしました。

その結果は、医学界で大変注目を集めたものとなりました。ヒップに対するウエスト比が大きいほど（お腹が太いほど）、脳の記憶中枢である「海馬」が小さかったのです。

海馬の機能はそのまま大きさに比例するということもわかりました。海馬が縮めば記憶力も縮んでしまいます。つまり、肥満は記憶も悪くするのです。

02 病気になる食べ物〈その1〉 白砂糖と小麦粉食品(単純炭水化物)

どんな食べ物でもそうですが、微量であれば体には大きな影響を及ぼしません。問題は、体に悪いとされる食べ物を日々習慣的に食べていたりすることです。どんな食べ物が病気の元になるのか、いくつか取り上げてみます。最初に取り上げたいのは、多くの人が日々食べているものの中から、単純炭水化物について解説しましょう。

単純炭水化物の中でも特に悪いのは白砂糖と白砂糖を使った菓子、それに小麦粉でしょう。白砂糖やグラニュー糖は単独で摂っても菓子で摂っても体に悪い影響を及ぼします。これらは動物性タンパク質に並ぶ毒物といっても過言ではありません。砂糖のたっぷり入った菓子(和、洋、スナック、アイスクリーム、チョコレートほか)は、病気産生の大きな要因の一つといえるでしょう。

砂糖の中でも特に悪いのは、ブドウ糖や果糖を単独で摂ることもさることながら、ブドウ糖と果糖が結合したショ糖です。ブドウ糖や果糖は単糖類であり、ショ糖は二糖類ですが、いずれも体に害を及ぼすものと認識してください。

また、今の小麦粉には繊維もビタミンもミネラルもありません。そして小麦粉食品は最悪なのです（パン、パスタ、ラーメン、うどん、カステラ、クッキーなど）。

これらは次の三つの仕組みで体に害を及ぼします。

❶胃や腸（小腸と大腸）で悪玉細菌の直接の餌になる

白砂糖は腸の中で白癬菌（水虫の菌）の餌になります。それゆえ白砂糖菓子を毎日食べ続けていると必ず水虫や白癬菌症になります。そして帯状疱疹！　帯状疱疹は砂糖多食者が起こす病気です。また、白砂糖は直接悪玉細菌の餌になるため腸内でアンモニアが生じますが、そのアンモニアによる害はとても危険です。

さらに、悪玉細菌を退治する目的で出現した好中球が活性酸素を武器として細菌を殺すため、過剰な活性酸素が全身に行きわたり、体が酸化されることも大変な害になります。皮膚のシミも白砂糖が関与しています。これはリポフスチンという皮膚の毒により起こります。

❷直接吸収する害

単糖や二糖は非常に分子が小さく、半分は直接口中や胃から血中に吸収されます。その結果、菌血症を起こしたり、糖化して細菌損傷を起こしたり、血中感染症になりやすいのです。

③高血糖と低血糖を繰り返す害

高血糖では糖尿病につながりますし、微小循環は大きく低下します。低血糖ではアドレナリンが出るため神経に異常をきたすことがあります。いわゆるキレたり、暴力を振るったり、イジメたり、激しい言動をしたりするのは、たいてい低血糖からです。

注意：以上のことは、それればかりを食べている場合です。たっぷりの生野菜や海藻、キムチ、納豆などの発酵食品と一緒に食べていれば、これらの害はかなり軽減されていきます。

1日の血糖値変動のイメージ

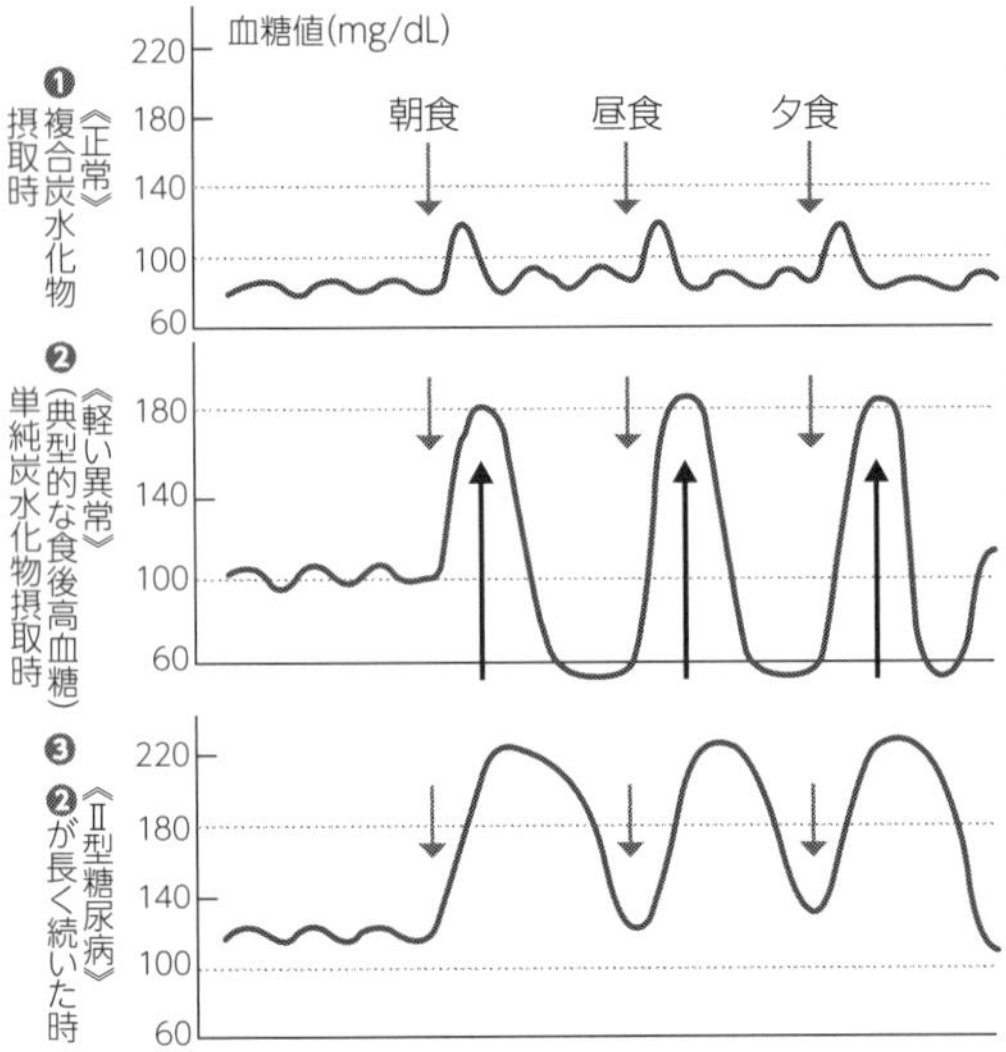

70〜120mg/dLの間を推移。食後は120程度まで上がるが、1時間程度で下がる。

食後から急上昇し、1時間以内に180程度になる。正常に戻るまで2〜3時間はかかる。空腹時血糖は100程度でまだ異常は見られない。

食後から急上昇し、1時間以内に200を超える。次の食事の前まで高血糖状態が続く。

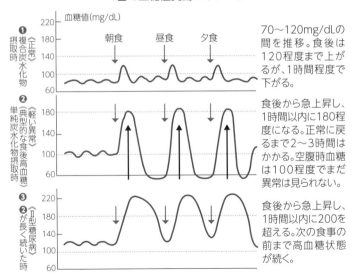

03 病気になる食べ物〈その2〉動物性タンパク質

高タンパク食（特に動物性タンパク質）摂取が人間にとってよくない理由は、次のとおりです。

①人間には不思議なことに、タンパク質貯蔵庫が存在しない（アミノ酸プールという一時預かりのような貯蔵庫はあるが、ちょっと摂るとすぐにいっぱいになり溢れてしまう）。そのため、少しでもタンパク質が増えると、腸で消化不良を起こし腸内腐敗となる。

②腸内に腐敗菌が多いと、腸の中にはアミン類（アンモニア）、または硫化水素が蔓延する。そのアミン類や硫化水素は、食道炎、胃炎、小腸炎、胆管炎、胆のう炎、膵炎、大腸炎などの消化器の炎症を起こす。かつ吸収してあらゆる病気を起こす。特に肺と脳に悪影響を及ぼすのは、硫化水素である。

③アミン類は少なからず吸収し肝臓を傷めつけた後、血中を流れる。その時、活性

酸素が各臓器で生じる。
④糖化（変性タンパク質）も生じ、微小循環はきわめて悪化すると同時に、動脈硬化が強く出現する。
⑤高タンパクによりあらゆる症状が出現する。痛み、こり、筋肉や腱・骨の変性など。乳酸がたまって筋肉を石のごとく固くする。乳酸は肩こり、腰痛、膝痛、坐骨神経痛など多くの痛みの元。
⑥高タンパク質過剰摂取によりさまざまな病気が生じる。
●慢性頭痛（緊張性・偏頭痛ほか）……頭痛はこのようなアミン類（アンモニア群）や硫化水素が血流に多くなり、脳内でむくみや、軽度の脳圧亢進状態になると考えられる。
●腎不全……腎不全になりたくなかったら、とにかくタンパク質を動物性から植物性にし、かつ少量にすることが必要。
●アレルギー全般……小腸で炎症を起こし、リーキーガット症候群の引き金となる。これがアレルギー（喘息、アトピー、花粉症）やクローン病につながっていく。
●骨粗しょう症……これは世界で最も多い病気である。牛乳をはじめとするカゼインタンパクや動物性タンパク質の過剰摂取で起こることが判明している。

●心臓病（狭心症、心筋梗塞ほか）……これらの病気の第一の原因はまさに動物性タンパク質の過剰摂取である。
●糖尿病……糖尿病の原因は高タンパク食＋単純炭水化物食と判明している。
●呼吸器疾患……感冒（風邪）も気管支炎も慢性の咳も、呼吸器疾患は高タンパク食が引き金となる。
●四肢静脈瘤や足の壊疽……これらはルローから起こるが、その原因こそ高タンパク質（特に動物性）の過食である。肉や卵ばかりの人は糖尿病を発症し壊疽になりやすい。
●膠原病（RA、SLE、PSS、シェーグレン、その他）……リウマチなども高タンパク食から発症する。
●多発性硬化症、アミトロ、神経疾患……高タンパク食が原因であると思われる。
●精神疾患（認知症、統合失調症、うつ病、心身症ほか）……これは単純炭水化物食、酵素不足、高タンパク食が原因である。
●眼病、耳鼻疾患、皮膚病……すべての眼病、耳鼻疾患、そしてアトピーはじめ、あらゆる皮膚病も高タンパク食である。
●老化……老化も高タンパク質の過剰摂取から起きる。タンパク質が多いと老化が早い。

⑦タンパク質は動物性よりも植物性中心と魚がよく、体重×0・71gが1日摂取量の適正量（WHOとFAO調査）。体重70kgの人なら50g程度。

相撲取りの早死には目を覆います。あれだけ強かった千代の富士も北の湖もがんになり、61歳と62歳という若さで亡くなりました。大関貴ノ花（横綱貴ノ花の父）は55歳、大関貴ノ浪は43歳でした。多くの関取が65歳以前に亡くなっています。相撲取りは引退した後も、肉食が多過ぎるからだと思います。

単純炭水化物と動物性タンパク質、これに砂糖菓子が、病気になる原因をつくる食物のワースト3でしょう。この三つをきわめて少なくすることが健康獲得の第一歩です。

04 生食主体のプラントフードが健康をつくる

生野菜や生のフルーツを多く取り入れた食生活をすることは、健康に直結するし、長寿になります。

イギリスの学者オアー博士の実験では、1206匹のネズミに加熱食のみ、1706匹のネズミは生野菜と生のミルクのみで育てたら、前者の加熱食群は半年以内にいろいろな病気で死にました。後者は2年経っても病気はなく、4年以上も生きたといいます。ネズミの寿命は1年半が普通なので、いかに加熱食のみの食事が悪く、生食のみの食事がよいかがわかります。

このエピソード以外にも、「生食がよい」とする証拠はいくつもあります。もちろん、生食は人間の健康にとってもよいものです。生野菜とフルーツを中心にした食生活（プラントベースでローフード中心）が、なぜ人間の健康によいのか？　それは、酵素やファイトケミカルやビタミン、ミネラルといった抗酸化な栄養成分は、生のものに多いからです。

人間は、必ず酸化し老化し病気をします。そしていつか死にます。酸化とは活性酸素の害のことで、活性酸素によって病気をします。生食には病気となる活性酸素を阻止する物質も存在するため、簡単には病気にならないのです。

活性酸素を除去する物質＝酵素やファイトケミカル、ビタミン、ミネラルは「スカベンジャー」といいます。スカベンジャーは特に生野菜とフルーツに多いのですが、加熱すると、ファイトケミカルとビタミン、ミネラルはかなり減少します（一部には増えるものもある）。加熱すると酵素はまったく失われます。酵素はきわめて熱に弱く、48度で2時間、50度なら20分で失活（死）するため、「生にしか存在しない栄養素」といえます。

■酵素の特徴
●体内の酵素は1日一定量産生され（酵素限定生産）、日々減少していく
●酵素は外部から摂取する（食物やサプリメント）と体に有利に働く
●体内での酵素の働きは「消化」と「代謝」に大別される
●酵素は生の食物にしか存在しない
●主な消化酵素に、プロテアーゼ（タンパク質分解）、アミラーゼ（炭水化物分解）、リパーゼ（脂肪酸分解）などがある

05
生野菜とフルーツをしっかり摂るには

生野菜やフルーツを高速ジューサーにかけると、酸化したり、血糖が上がるという大きな欠点があるので、高速ジューサーは使わないほうがよいでしょう。そこで、低速ジューサーで絞り、汁とカスを一緒に食べれば、酸化や血糖の上昇を抑えることができ、かつ食物繊維も摂れるので、生野菜やフルーツをジュースなどに加工する場合は、低速ジューサーかおろし器を使うほうがよいでしょう。

「抗酸化力」という意味では、生野菜をサラダで食べたりフルーツをそのまま食べたりするほかは、次の二つの方法がおすすめです。

- **おろし器を使って手でおろす**
- **低速ジューサーで「汁」と「カス」を同時に摂る**

これらを摂ると血糖の「乱高下」は避けられ、その「抗酸化力」と「食物繊維の力」によって、「酸化を防止する力」が出てきます。

【おろせる野菜とフルーツ】

次の野菜とフルーツは、おろし器でおろしたり、ホウレンソウのような葉物野菜は、低速ジューサーで絞るとよいでしょう。おもな野菜とフルーツを次に列記しましたが、基本的に植物性のものはＯＫです。

大根、カブ、白菜、セロリ、ブロッコリー、ブロッコリースプラウト、ケール、セロリ、キャベツ、芽キャベツ、ルッコラ、クレソン、キュウリ、ニンニク、ショウガ、カリフラワー、トマト、ナス、ジャガイモ（必ず芽を除去する）、ピーマン（種を取る）、ゴーヤ（種を取る）、玉ネギ、長ネギ、ラディッシュ、エシャロット、サトイモ、レタス、カボチャ（種を取る）、ニンジン、あした葉、冬瓜、ミョウガ、ホウレン草、ゴボウ、レンコン、ヘチマ、サツマイモ、ズッキーニ、フキ、リンゴ、梨、柿、桃、パイナップル、マンゴー、レモン、キウイフルーツなど

06
フルーツをそのまま食べても血糖は上がらない

アメリカの栄養学の第一人者であり医師のマイケル・グレガー博士は、多くの実験で「フルーツをそのまま食べても血糖は上昇しない」ことを突きとめました。

グレガー博士は次のように述べています。

「ある研究では、17名の参加者たちに対し、1日あたり20品目のフルーツを数か月にわたって摂取するよう指示した。このようなフルーツ中心の高フルクトース食（1日あたり炭酸飲料8缶分の糖分に相当）を続けたにもかかわらず、結果は良好で、体重やインスリン値、コレステロール値、中性脂肪値などの悪化はなかった。しかもLDL（悪玉コレステロール）が38ポイントも下がるという驚異的な効果が表われた。フルーツに加えて、1日あたり43品目の野菜を摂るよう指示された参加者は最高の排便回数を記録した」

フルーツには食物繊維、ビタミン、ミネラル、酵素、ファイトケミカルといった抗酸化栄養素が満載しています。しかも糖質の害は打ち消され、よい面だけが出るということがわかったのです。

ただし、フルーツを高速ジューサーで絞ってその汁だけを飲むと血糖値は上がります。フルーツにある食物繊維がないからです。フルーツは生でそのまま食べるのがベストです。もしジュースにするなら、低速ジューサーを使い、汁を絞らないでスムージーのようにして食物繊維も一緒に食べるとよいでしょう。

第7章

健康とライフスタイル

——体の生理と健康の正しい知識を知る

健康は日常生活、とりわけ食生活がどうであるかが大きな影響を及ぼします。健康によい食生活であれば健康になるし、そうでない食生活は病気になるのです。

また、長い年月の間に、重金属や化学物質など毒的なものなどは蓄積されていくものです。

そこで、こうしたものを体外に排泄し、体を一度リセットするのが「断食」なのです。

断食の効用、病気治療の効果などについてはすべて述べたつもりですが、この最終章でもう一度おさらいしましょう。

01 人間は必ず年をとり老化する

人間という動物は、いやがおうでも年をとるごとに老化していきます。そして、老化がだんだんひどくなって病気をし、いつか必ず死んでいきます。これは絶対的なことです。

こういう経過は、科学的にいうと「エントロピーの法則」、東洋的な言い方をすると「無常」です。老化は誰も防ぐことはできません。老化とは「酸化した」ということ。酸化は活性酸素による現象です。活性酸素の出ない人間や動物（生物）はいません。人間や動物は必ず酸化し、老化し、病気をし、死んでいくのです。

ただし、なかには病気もせず長命で、老衰で亡くなる奇特な人もいます。そういう人は、ゆっくりと酸化しながら年をとった人です。ゆっくり酸化をすれば病気をしないし、きわめて長命で、あたかも老木が枯れるように亡くなるのです。このような死が理想といえるかもしれません。

一方、よく病気をする人は、ある時に酸化をする何かが強く働くのです。酸化をする何かとは、悪い食事であり、悪いライフスタイルであり、強烈なストレスです。このような活性酸素を多く出す、つまり強く酸化する生活は、がんや難病その他の病気の根本原因になります。じつは、西洋の薬もほとんど酸化を助長するものなので、気をつけなくてはなりません。

健康と長寿を望むなら、酸化のしにくい食事やライフスタイル、ストレスのない精神生活が必要だし、クスリは一時的に服用するか、飲まないようにしなくてはなりません。

また、品質さえよければ、抗酸化力にすぐれたサプリメントの併用も決して悪くはありません。というより病気治療では必要です。

健康長寿にとって最大の健康法は「断食」をときどき実行することでしょう。特に「3days断食」は、体にそれほど負荷をかけず無理なく始めることができるので大変有効な方法といえます。

【断食の効果　まとめ】

①長寿遺伝子の活性化

②体重の正常化

③がん細胞のアポトーシス（自死）促進

④精神面の安定

⑤微小循環の改善と体温の上昇
⑥エネルギッシュになり疲れにくくなる
⑦腸内免疫、全身免疫の活性化
⑧胃腸炎の改善
⑨心臓の機能改善
⑩視力の改善
⑪感覚鋭敏
⑫ホルモン系改善
⑬性欲改善
⑭不眠改善
⑮肝機能改善
⑯呼吸器改善
⑰快便
⑱難病改善
⑲頭脳明晰（アルツハイマー病防止）
⑳短鎖脂肪酸の分泌促進

02 深呼吸をしっかり行うとミトコンドリア系が活性化する

血液をサラサラにし動脈硬化を防ぐ手段として、二番目に挙げられるのは、深い呼吸（深呼吸）を意識的に行うことです。

ヨガの呼吸法で有名なやり方は次の方法です。

①しっかりとあぐらを組み座る
②まず息を吐くだけ吐く。苦しくなったらいっぱい吸う
③息をいっぱい吸ったら、肛門を5～10回キュッキュッと閉めて開く
④再び息をゆっくりと思い切り吐く
⑤以上を30分繰り返す

これにより、血液循環は急速によくなります。

呼吸法で有名なのは、１９０２年～２００８年まで生き、１０５歳で亡くなった塩谷

信男医師でしょう。

塩谷先生は91歳の誕生日に、自分の行っていた呼吸法を世に伝えずして死ぬわけにはいかないと決意し、その時から自分の編み出した呼吸法に関する著作を出したり、講演をするようになります。

塩谷先生の呼吸法は、「正心調息法」と命名され、その特徴は次のとおりです。

- **根源的で簡易**
- **願望実現のアプローチが組まれている**
- **健康に関する手法が組まれている**
- **禁止事項がない**
- **難行苦行を要求しない**

つまり、きわめて自然な呼吸法なのです。先生はそのお陰で105歳まで長生きしたのです。深呼吸をすると、エネルギー源がミトコンドリア系になりやすく、エネルギーは大きくアップするのです。

03 ホルミシス（微量放射線）で温める

私はがん治療の一つに（がん治療だけではありませんが）、ホルミシス温浴を使います。これは微量放射線の効果を利用したもので、ホルミシスは病気治療に有効な働きをしてくれるのです。

❶ホルミシスの威力

ホルミシスは微量放射線ですが、微量の放射線は体に有効に働くことがわかっています。アメリカの航空宇宙局（NASA）は1960年以降、ロケットを宇宙に向けてたくさん飛ばしました。NASAは宇宙に行った宇宙飛行士の健康が気になり、医師団に彼らが宇宙から帰った後の健康調査を依頼しました。宇宙は地上の300〜1000倍もの宇宙線（放射線）が飛び交っていたからです。

しかし驚いたことに、宇宙から帰って来た飛行士の全員が健康で、かつ若返っていたのです。NASAはその事実に驚いて、トーマス・D・ラッキー博士に微量放射線の長所と短所を調べるよう依頼しました。

ラッキー博士は1972年から10年間、小動物に微量放射線を浴びせて実験を行いました。その結果、①微量放射線なら、放射線の欠点などはない、②体にきわめて有益に働く、という意外な事実が判明しました。

1982年、ラッキー博士は次のことを発表しました。ホルミシスを浴びると、次のような効果があるということです。

- **体は元気になる**
- **健康になる**
- **若返る**
- **生殖能力が活性化する**
- **細菌感染症が治る。カビ菌も減る**
- **幼少期なら元気になり背が伸びる**
- **全身のホルモン活性が高まる**
- **全身の自律神経が調整され穏やかになる**

ラッキー博士は1983年、体に有益な微量放射線のことを「ホルミシス」と名付けました。しかし、放射線は微量でも怖いという風潮の時代だったことから、世の中の反発はすさまじいものでした。

しかし同年、日本の服部禎雄博士が、ラッキー博士の研究発表は正しいことを自分の実験から認め、世界中の物理学界や放射線学界にホルミシスの真実を訴える運動を開始します。そして1989年、ついにアメリカで「ホルミシス研究委員会」が設置されます。

ホルミシスが人体によいとする論文はその後、何千も提出されました。「放射線は微量の範疇なら、じつに健康によい」ことが完全に証明されたのです。

ここでいうホルミシスは、がん治療で使われている放射線とはまったく別のものであることを知っておいてください。

❷ホルミシスの効果

放射線がホルミシスの範疇（0・1〜100万マイクロシーベルト）なら、むしろ健康になることは、1982年のトーマス・D・ラッキー博士の発表後、多くの調査で判明しています。

実際、ラドン温泉やラジウム温泉が出ている土地に住む人の発がん率は大変低いのです。

宇宙飛行士は地球の300倍以上の宇宙線（放射線）を浴びて何か月も過ごします。しかし、彼らはみんな健康で、かつ若返って帰ってきて、そのうえ長寿だったのです。

ホルミシスがなぜ体によい作用をするかといえば、低線量放射線には活性酸素を抑制する効果があり、しかもビタミンCやビタミンEとは桁違いの抗酸化作用があること、体の免疫を強化したり、血流を改善し体温を上げたり、自律神経を整えたりとあらゆるよい作用があることが認められています。

ホルミシスは最適条件下の状態にあると、個体に活力と体力の増加をもたらしますし、虚弱・病弱な個体は最大の反応を示すと推測されています。

自然放射線の100万倍の放射線でも細胞はDNAを修復することが可能で、自然放射線の10万倍であれば、細胞修復やアポトーシスのメカニズムで細胞には何の問題も起こらないという歴史的な発表がなされています（2001年、フランス）。

0・1～100万マイクロシーベルトなら、むしろ体によいのです。アトピー、喘息、リウマチなどのアレルギーや自己免疫疾患は、「免疫機能放射線のアンバランス」が原因といわれています。これらの免疫機能疾患にもホルミシスが有効とされています。

具体的には、以下のような効果があることがわかってきました。

●抗酸化力
●ＨＳＰ効果※1
●デトックス
●微小循環改善
●体温上昇
●免疫強化
●病気治癒
●若返り
●長寿

こんなに効果のあるホルミシスを医療で使わない手はありません。私はシャツやショーツ、マット、入浴用セラミック、ホルミシスサウナなどを使い、医療で活用しています。特にがん患者さんは、これらを多用して成果を上げているのは前述のとおりです。

※1　ＨＳＰ：Heat Shock Protein＝熱ショックタンパク質。細胞が熱や化学物質などのストレスにさらされた際に発現して細胞を保護するタンパク質。

04 健康と長寿のためのライフスタイル20項目

ライフスタイルは人それぞれでしょうが、体の生理のリズムから大きくはずれると病気になりやすくなります。

人間が健康に生きられる生理のリズムに沿ったライフスタイルは、おおよそ決まっています。その最良のライフスタイルとは、次のようなことです。

①食べ物は、酵素の存在するフルーツと野菜おろし（大根、キュウリ）、フルーツのみ、野菜おろしのみ、生野菜サラダのみのいずれかがベスト。

②間食は極力とらないようにする。どうしても食べるなら、フルーツを少しだけ。（10時と3時のおやつに菓子を食べるのは不健康の元）

③夜食は禁忌（タブー）。夜どれだけお腹が空いてもまったく食べず、そのまま翌朝を迎えると朝の目覚めがよい。

④夕食は遅くても午後8時までに済ませる。がんや難病の患者さんはもっと早めに

食べ、6時以降は食べないようにする。

⑤食べてすぐ眠ってはいけない。食後せめて3時間は起きている。食べてすぐ眠ると胃腸の中のものは腐りやすくなり、アンモニアが発生する。また、アミロイドーβという物質が脳に溜まりやすく、将来、認知症になる原因になる。

⑥夜は午後10時半に床につき、11時には眠るようにする。

⑦睡眠は7時間半〜8時間がベスト。ヴィーガンをやり、よいライフスタイルにすると、深い眠りが獲得できる。

⑧よく噛む。せめて20〜30回は噛んだ後に飲み込む。よく噛むとパロチンというホルモンが出て若返り、消化酵素が増えて消化がよくなる。

⑨昼夜逆転生活は極力避ける。朝4時に寝て昼12時に起きれば8時間眠れるが、人間の体は夜中に眠ることが必要なようにできている。午前中の睡眠では深くは眠れず、疲れは取れない。

⑩怒って食べると消化しない。悪いことは忘れて、ニコニコしながら食べることを心がける。とにかく食事中はストレスを持ち込まない。

⑪昼食と夕食はしっかり食べてもよいが、カロリーは少なめに。食べ過ぎはだめ。

⑫昼食と夕食の半分は、酵素のあるものを食べる。酵素の存在するものは、生野菜、

納豆、キムチ、漬物、生の味噌（漬物や味噌は殺菌していないもの）。

⑬生野菜サラダを先に食べてから、ほかの物を食べる習慣をつける。先に酵素のあるものを胃に入れておけば、酵素のないものを食べても、待ち構えていた酵素がよく消化してくれる。

⑭食欲のない時は、3days断食するか、1日断食するか、夕食のみ食べないかをするだけで元に戻る。ときどきの3days断食は体によい。

⑮昼寝はよい。ただし、昼食の前後に少しだけ、長くて30分、できたら15分程度（昼食後でもよい）。

⑯ウォーキングと日光浴は非常に大切。午前中に1時間、午後に1時間、あるいはどちらか歩きたい。日光浴はビタミンDの獲得方法としてもよい。

⑰生野菜サラダは、そのまま何もかけないか、次のようなドレッシングをかけて食べるのがおすすめ。このほか植物性のものでいろいろ工夫してみる。

●生味噌＋黒酢・リンゴ酢＋フラックス油
●大根おろし・ニンニクおろし＋黒酢・リンゴ酢＋しょうゆ＋フラックス油
●玉ネギおろし・ニンニクおろし＋黒酢・リンゴ酢＋しょうゆ＋フラックス油
●梅肉入りドレッシング＋フラックス油

⑱ ローフード（生食）は最初のうちは冷えるが、すぐに体温は上がってくるので心配無用。ホルミシスの鉱石入りの風呂に長く入ったり、足湯を長くやったりするとよい。

⑲ 冬寒い時は、電磁波の出ない電気毛布があるのでそれをかけて寝る。または足元に湯たんぽを置いて寝る。

※ふとんを敷いた時に枕元に湯たんぽを置き、しばらくして寝る時に湯たんぽを足元に移動させる。すると、首元と足元の両方がぽかぽかになり、気持ちよくなってすぐに眠りに入れる。

⑳ 水道の蛇口に質のよい「浄水活水器」を付ける。私が品質を評価しているのはIBE社のπウォーター。トリハロメタンほかの有害物質がすべて除去され、微量のミネラルがあり、pHが中性または弱アルカリ性で、無色透明、溶存酸素が多いという理想の水を生成する。市販のナチュラルミネラルウォーターでもよいが、品質にばらつきがある。

05
私がすすめる三大免疫療法

本書中に何度も登場する「鶴見式三大免疫療法」について解説します。この療法がいかに効果を上げているかは、原理の解説に加えて症例も紹介しているので明らかですが、具体的な方法について紹介しておきます。

❶原因の解除（断食＋ヴィーガン）

悪い食事、悪いライフスタイル、タバコ、強過ぎるストレスの解除と食養生の施行（断食とその後の正しい食事法＝主としてヴィーガンの食事）。

※断食のメニューおよび回復食については巻末の付録で紹介。

❷最高のサプリメントの使用

私が医療で使っている主なサプリメントは、水素、酵素、ＤＨＡ※2（イワシ由来）、乳酸菌、

※2　ＤＨＡ：ドコサヘキサエン酸＝体に必須の脂肪酸（イワシ由来がよい）

無農薬茶、ミネラル、亜鉛、ＣＢＤ[※3]などです。この中から患者さんの状態に合わせて選択して使用します。

なお、これらのサプリメントは、ＰＲＡ検査（次の項で解説）で最高得点、あるいはそれに近い点数のものです。

❸ホルミシス温熱

ＨＳＰが出ると血液の循環が非常によくなり、症状の治りがよくなるので、患者さんには必ずやってもらっています（ホルミシスの効果は前述）。

【ホルミシス温熱の方法】

- **温湯セラミックを入れて入浴する**
- **電熱マットを敷き30℃くらいで夜8時間寝る**
- **ホルミシスグッズを使う**

※3　ＣＢＤ：カンナビジオール＝大麻由来のサプリメント（安全で依存性がない）

06 PRA検査

鶴見クリニックでは患者さん全員に「PRA検査」を行い、体調を診ています。PRA（PRA＝Psychogalvanic Reflex Analyzer：精神電流反射分析器）検査とは、非物質的な生命現象を捉え、その秩序の乱れや変調の程度を判定するものです。人間の体質のみならず、あらゆるもの（たとえば、サプリメントやクスリや食物など）もこれで計測できます。

【検査方法】

人間ならば髪の毛を50本ほど採取し、計測します。サプリメントや食物ならばそのものを機械の上に置いて調べます。

【鶴見クリニックで調べる基本項目】

免疫機能、自然治癒力、認知症、ホルモンバランス、悪性新生物、血液循環、腸内細菌バランス、心臓・肝臓・腎臓・膵臓・膀胱・胃腸・脳・肺・口といったあらゆる臓器など約50項目。

【判定基準】

各項目に対して、マイナス21点～プラス21点の間で点数が表示されます。非常に質がよい場合は、プラス24点までいく場合もあります。

驚いたのはチョコレートで、抗酸化力はなんとマイナス12点、他の項目もマイナス6～マイナス2点の間。クッキー、クラッカー、大福餅、おはぎ、ケーキ、スナック菓子、アイスクリームなどの氷菓子も、すべての項目でマイナス3点以下でした。

また、一般に市販されているサプリメントは、ほとんどがマイナス4～プラス6点の間でした。プラス10点以上でないと体にはよくないのに、これでは話になりません。

【結論】

PRA検査の結果で高い得点だった食品やサプリメントを摂取していくと、体調はどんどん改善するし若返ります。反対にプラス6点以下（特にマイナス）の食品やサプリメントを摂取し続けると、少しずつ病気がちになっていきます。市販の大半のサプリメントはほとんどがそういったものですから、気をつけたいものです。

PRA測定値	測定内容
＋16点以上	非常に良好で体調なら絶好調。食物なら食べて健康に向かう。
＋10～＋15点	体調は良好。食物ならかなりよい。
＋5～＋9点	可もなく不可もなし。 摂ってもプラスにはならないが毒にもならない。
−2～＋4点	不調。食物なら少し問題あり。食べないほうが無難。サプリメントなら摂る必要はまったくない。
−9～−3点	体調ならばかなり不調。食物ならかなり毒性あり。絶対食べないほうがよい。サプリメントなら摂らないほうがよい。摂取したら風邪をひくか胃痛や腹痛などの病気につながる。
−10～−15点	体調ならばまさに絶不調。食物やサプリメントなら大変な毒。ヒ素や水銀、カドミウム並み。食べたら必ず病気に向かう。
−16～−21点	きわめて悪性の状態。食物なら農薬に匹敵する大変な毒。食べたら重症化。

07 医療で使うサプリメント

私は断食⬇ヴィーガン一辺倒ではありません。必要ならサプリメントを併用します。ただしきわめて質が高く、かつ副作用のまったくないものです。私はサプリメントを使うにあたっては、次のような条件を満たしたものだけを使います。よいサプリメントと悪いサプリメントは、天と地ほども違います。

❶酸化と還元

サプリメントが初めから酸化していたら論外です。買ってきた時から酸化しているサプリメントは、これは論外というより毒物です。ところが、このようなサプリメントが意外にも市販されていることが多いので、気をつけねばなりません。

また、最初は酸化していなくても、1週間ぐらい経つと酸化するものも結構あります。サプリメント1週間分しか買わない人はいるでしょうか？　たいていは1か月分は買うでしょう。ならば、こういうサプリも失格です。せめて半年は還元力のあるサプリメントでなくてはなりません。

私が使用しているサプリメントは、長期間還元するものです。たとえば水素サプリは、半年経ってからイソジンガーグルに入れても、真っ黒なイソジンガーグルが透明になります。つまり、半年しても強い還元力を保持しているということですし、活性酸素を瞬時に退治する力があります。

❷ pH

pHを考えないで製造しているサプリメントも多いようです。これはとんでもないことです。胃のpHは「1」という強酸性です（胃粘膜が溶けないのは胃液による）。このようなpH1の胃に、pH12の強アルカリ性のサプリメントを入れたら大変です。胃酸は薄まり、消化不良になります。その結果、腸まで腐敗し、あらゆる病気の元になります。

サプリメントのpHは、酸性もしくは弱アルカリ性でなくてはなりません。私が使用している水素サプリや酵素サプリのpHは、3・8の酸性です。だから胃に優しく消化がさらに円滑になるのです。

ある水素サプリメントを製造販売している会社の話ですが、その会社の幹部は自社の水素サプリメントを信じて大量に飲んでいたら、ある日吐血。それもかなりの量で、意識がなくなり倒れました。即、救急車で病院搬送。胃に穴（穿孔）が開いたからでした。すぐ輸血しながら胃全摘出手術となりました。原因はpHの高い（12で強アルカリ）水素サプリメントを飲み過ぎた結果と判明しました。

このようにサプリメントのpHが高いと体に悪い影響を及ぼします。pHで最もよくないのは、酵素サプリメントのpHが高過ぎる場合です。酵素は胃の中で消化活動をしなくてはならないからです。pHが高いと胃酸は薄まり、いくら酵素の力が強くても何にもなりません。

❸栄養素の作用効果

法律上サプリメントは、クスリのように効果効能を謳ってはいけません。実際にはクスリ以上に効果が認められるものもあるのですが、本書では仕方なく「栄養素の作用効果」とします。

サプリメントはたいてい何らかの栄養素の抽出物ですが、なかにはクスリ並みに効果を発揮するものもあります。たとえば、DHAの油は、BBB[※4]（血液脳関門）を通って脳に作用し、脳に対して大変よい作用を発揮することがわかっています。DHAの油を多く摂ると次の作用があります。

●脳のよい栄養素となる。特に脳内伝達物質の活性化によい。そのためボケにくい、記憶力が改善しやすい、脳の病気にかかりにくい働きをする。
●細胞膜を正常化するため、代謝が円滑になり、細胞の老化を防ぐことができ、あらゆる病気にかかりにくくなる。またプロスタグランディンE2という局所ホルモン（痛みの元となるホルモン）の作用を減らすことから、痛みを軽減する素晴らしい作用がある。したがって、よいDHAは人間には必要である。

❹最近注目のサプリメントCBD

現在、世界で最も売れているサプリメントはCBDです。全世界で230億ドルもの売上があることからもわかります。それだけ抗酸化力と抗炎症効果と脳内改善効果が強いからでしょう。

ただし、CBDのなかの幻覚成分THCは、もちろん排除しておかねばなりません。THCがあると日本では麻薬として発売を禁止されているので、手に入りにくいことも確かです。しかし、THCのないものは認可されています。私が使っているCBDはもちろんTHCのないもので認可されたものです。

※4　BBB：血液脳関門＝異物が脳内に入るのを防ぐ機構

このサプリメント、あまりの効果（特に脳の病気に対して）に驚きます。私はこのCBDをしびれ、ふるえ、痛みといった症状やパーキンソン病、アミトロ、多発性硬化症、リウマチ、テンカン、認知症、アンチエイジングなどの治療に用いていますが、大変効果的です。

巻末に「付録」として、私が長年の医療経験から得られた「断食養生メニュー」を紹介します。

付録　断食養生メニュー

【断食メニュー】

《Wコース》（水断食）
- 水だけは飲みますが、少量の自然塩は摂取する
- このコースでは家にいて静養すること

《Uコース》（水と梅干しのみ）
- 朝と昼と夕に梅干し１個＋水のみ
- このコースから家の中を歩き、ベランダか庭で日光浴をする

《Oコース》（水＋梅干し＋フラックス油）
- 朝は梅干し１個＋フラックス油（亜麻仁油、エゴマ油）大さじ１杯＋水
- 昼は梅干し＋水
- 夕はドレッシングをかけた大根おろし、またはキユウリおろし＋梅干し１個＋水（大根おろしが辛かったら、セロリ、キャベツ、トマト、カブ、ピーマン、レタス、玉ネギ、ナス、ニンニク、冬瓜、カボチャ、レンコン、山芋などから選ぶ）
- このコースから散歩をする

《Aコース》（水＋梅干し＋野菜おろし）
- 朝は梅干し１個＋野菜おろし２～３種類（大根＋セロリ

かキュウリ、キャベツ、ニンニクなど。ドレッシングをかけた大根おろし、またはキュウリおろし＋フルーツ1種類＋水

- 昼は梅干し＋水
- 夕は生野菜おろし（数種類）または生野菜サラダ＋フルーツ1〜2種類＋水

《Eコース》（水＋野菜おろし＋フルーツ）

- 朝は野菜おろし＋フルーツ（またはどちらか一つ）＋水
- 昼と夕は後述の【主食メニュー】【おかず】を参照

※Bコース、Cコース、Rコースについては、鶴見クリニック来院時にお伝えします。

【注意事項】

- 梅干しは、ほぐして1時間以上水に浸して塩抜きしたものを使う
- おろしには、生の味噌を黒酢（または酢）とリンゴ酢に溶き、フラックス油（亜麻仁油、エゴマ油）やココナッツ油を混ぜたドレッシングをかける
- 野菜やフルーツの生の種は絶対に食べない（酵素阻害剤であり猛毒）。ただしキュウリ、ナス、トマト、オクラ、イチゴ、キウイフルーツだけは例外で、これらは生の種を食べても大丈夫
- 水は水道水や湯冷ましでなく、活水器を通した水か市販のナチュラルミネラルウォーターがよい

【水断食と半断食の大きな違い】

断食は、その内容で「水断食」と「半断食」に大別できます。

「水断食」とは、本書でもたびたび紹介しているように、水と少量の塩分（塩または梅干し）だけの断食です。私が医療行為としてすすめる断食は、基本的に水断食です。これを病状によって、3～5日間の「ショート断食」、1～2週間の「ミドル断食」、3～4週間の「ロング断食」として患者さんに指導しています。前述のメニュー表の中では、WコースとUコースがこれに該当し、あとのメニューはすべて「半断食」になります。

「半断食」は、ショート～ロングの水断食を行った後に、体力の回復と疾病予防の保持を目的として行うもので、野菜おろしとか、少量の植物油、フルーツを組み合わせたものです。

なぜ、このようにして区別しているかというと、水断食を何日間かやると、オートファジーが働いてきます。その結果、細胞が修復し再生し蘇るのです。これは半断食では十分に発揮されないと考えられます。

また、水断食の結果、脂肪酸からケトン体が出てきて、ミトコンドリア系のエネルギー回路がしっかり働きます。ミトコンドリア系のエネルギーは、解糖系のエネルギーの19倍もありますから、頭脳や機能回復に最適なのです。

世の中にはさまざまな断食メニューがあり、いろんな養生家がそれぞれ「こういう断食」がよいとして推奨しています。

たとえば、次のような断食メニューがあります。

①水のみ断食（水断食）
②水と梅干し断食（水断食または梅干し断食）
③大根おろし断食
④野菜おろし断食
⑤野菜ジュース断食
⑥フルーツ断食
⑦野菜フルーツジュース断食
⑧玄米クリーム断食
⑨味噌汁スープ断食
⑩豆乳断食
⑪酵素ジュース断食
⑫玄米おにぎり小量断食

私がまず指導するのは、①と②のみです。そして、①②の回復食として③〜⑦を行えばよいと思います。

問題は、⑧から⑫までの半断食です。このような半断食は、完全なる断食後にやるべきで、初めからこういう半断食をやってしまうと効果がありません。⑧〜⑫では、決してケトン体のエネルギーは出ません。それだと断食の意味がないのです。

中高年になると何の症状のない人でも、いわゆる生活習慣病の因子は一つや二つ持っているものです。血圧、血糖、悪玉コレステロールの数値が正常な人を探すのが難しいぐらいでしょう。生活習慣病あるいはその予備軍の人は、ときどきこういうメニューの食生活にすると、数値は改善していきます。そして、ときどき「水断食」を行うと、その効果はてきめんです。

【主食メニュー】

昼と夕は、主食を次の５種類から一つか二つ選びます。この主食メニューと後述する「おかず」は、疾病予防と健康保持を目的として、水断食後の体力回復に適したメニューです。ぜひ試してみてください。

❶鶴見式ごはん

- 白米に次のものを入れて炊いたごはん
- 細切り寒天、黒キクラゲ、干し椎茸、昆布、ワカメ、ゴボウのささがき、梅干し１個。他に粉寒天、五穀米、ヒジキ、グリーンピースなどを追加して炊いてもよい。

※圧力鍋で炊かないこと。

❷日本蕎麦

大根おろしを入れるのがベスト。つまり、おろし蕎麦。他にメカブ蕎麦やとろろ蕎麦などもよい。

❸蒸かしたサツマイモ

皮ごと食べる。食べ過ぎないこと。

❹発芽玄米餅の雑煮

発芽玄米餅は、玄米を17時間浸水した後、水を捨て、よい水に交換後に蒸してからついたものでなければならない。普通の玄米餅だと酵素阻害剤が残っている可能性がある。

❺吉野葛湯

葛と水を鍋に入れて火にかけ、葛が溶けたら梅干しの身の部分を混ぜる。梅肉のかわりに蒸かしたサツマイモをペーストにして混ぜてもよい。

【おかず】

おかずは植物性主体がよいでしょう。

生野菜サラダ（ドレッシングは「断食メニュー」参照）、煮野菜、納豆、漬物、豆腐、高野豆腐の煮物、味噌汁、キムチ。他には、きのこ鍋、里芋・玉ネギ・ニンジンなど野菜の煮物、酢の物、なます、豆と野菜のスープ、野菜のみのカレー、八宝菜、麻婆豆腐、あんかけ野菜（肉なし）など。ときどき、野菜などと一緒に魚入り鍋もOK（ただし魚は少なめに）。

①これらから選び、少量を食べる。生野菜だけはたっぷり食べる。

②キムチの辛さや漬物の塩分が気になる場合は、酢の物に替える。

③酢の物をつくる際、甘味を入れるなら、ファイバーシュガーがおすすめ。ファイバーシュガーはグラニュー糖にオリゴ糖を大量に混入した砂糖の代用品であるが、血糖が上がりにくいので「代替砂糖」として使うとよい。煮物でみりんの代わりに入れてもよい。

【回復食】

断食あけに少し食事を摂り、それを徐々に増やすやり方が体に無理がないし、リバウンドもないので、それを「回復食」と呼んでいます。これは次ページに掲載した朝・昼・夕のメニューをしばらくやればよいでしょう。

朝	昼	夕
①良質な水 ②塩抜きした梅干し１粒（梅肉エキス６〜９錠） ③野菜おろし ④フルーツ１〜３種類 ⑤漬物、キムチ	①良質な水 ②塩抜きした梅干し１粒（梅肉エキス６〜９錠） ③野菜おろし ④生野菜サラダ ⑤フルーツ１〜３種類 ⑥漬物、キムチ ※昼は摂らなくてもよい	①良質な水 ②塩抜きした梅干し１粒（梅肉エキス６〜９錠） ①野菜おろし ②生野菜サラダ ③フルーツ１〜３種類 ④漬物、キムチ ⑤納豆 30 gまたは豆腐半丁、または豆乳１杯 ⑥味噌汁 ⑦主食は下記から一つのみを少なめに ・サツマイモ（焼きまたは蒸し） ・発芽玄米餅 ・日本蕎麦（十割または二八） ・吉野葛湯（梅干しの身を入れて） ・寒天入りご飯 ・ご飯のお粥か重湯

◎断食道場の「半断食法」は要注意！

私はこの35年間で断食メニューを１０００回ぐらい作成し直しました。そして理想形ができたのが、前に紹介した各コースです。

最初に行うWコース、Uコースは、ほとんど水と塩または梅干しだけで、ほぼ完全断食といってよい内容です。問題はOコース➡Aコース➡Bコース➡Cコースです。私はこれらを「半断食」と呼んでいます。

私の半断食法のコースの特徴は、何といっても「酵素が必ず存在する」植物性の食物を少量摂取することです。なぜ、酵素が存在しないといけないのでしょうか？

その理由は酵素を外から摂取しないと、すべてにわたってエネルギーが出ないし、「酸化」を防ぐことができないからです。酵素を摂取するということは、命を食べるということなのです。人間は酵素がなくては生きられません。また、外から酵素を摂取しないと短命に終わります。酵素が入らないと、きわめて酸化しやすくなるからです。

そのようなことがエドワード・ハウエル博士（アメリカの栄養学者）の研究で完全に判明しています。特に１９８５年の『Enzyme Nutrition（酵素栄養学）』にそれは詳述されています。

さて、世間でよく行われている「断食道場」とか「断食セミナー」では、酵素を無視した方法が氾濫しています。

たとえば、①酵素ドリンク断食、②ミルク断食、③玄米ご飯少量断食、玄米スープ断食、⑤フルーツジュース断食（高速ジューサーの場合）です。

①の酵素ドリンクは一見酵素がありそうですが、本当は酵素力などまったくない代物ばかりです。しかも甘い。つまりこれは「砂糖水」といっても過言ではありません。そんなものがよいはずはありません。これではケトン体は出ません。砂糖水のようなこのドリンクでは、「解糖系」しかエネルギーにならず、断食をやる目的の「解糖系」➡「ケトン体・ミトコンドリア系」のエネルギーにならないのです。これでは意味がありません。

①～④はいずれも酵素がなく、非常に問題があるので私は採用しません。また、⑤はケトン体が出ないので、これも私はやりません。半断食は酵素なしではうまくいかないのです。

◎断食をやってはいけないタイプ

断食は病気がよく治る素晴らしい治療法ですが、次のタイプの人はやらないほうがよいでしょう。

【老衰傾向の老人】

老衰ぎみの老人は、もはや断食は無理です。

この場合は次の食事がベターでしょう。①~⑧の中から一つ選びます。

①日本蕎麦（特に大根おろし入り）

②吉野葛湯（梅肉入り）

③サツマイモの蒸かしたもの

④吉野葛湯に蒸かしたサツマイモをつぶして混ぜ入れたもの

⑤海藻入り白米ご飯のおかゆ（梅肉入り）

⑥リンゴおろし、キュウリおろし

⑦山芋おろし（とろろ）＋ひきわり納豆

⑧海藻入りご飯のお粥、または重湯

【痩せている人】
体重30～40kg台の痩せている人は、長期の断食は決してやってはいけません。やってもせいぜい3日が限度でしょう。こういう人はむしろヴィーガン食のみがよいでしょう。

【全身にがんが転移して広がり弱りきった人】
こういう人も断食はしないほうがよいでしょう。
上記①～⑦のような食事＋納豆が向いています。

◎お願い
病気治療を目的に断食を行う場合は、必ず主治医または断食を理解する医師の指導のもとに行ってください。

あとがき

私が医療に「断食⬇ヴィーガン」の食養生を活用するようになって、早くも40年が経ちました。ただ、現在のような完成形のメニュー（Wコース⬇Uコース⬇Oコース⬇Aコース）に近づいたのは比較的最近です。

40年前の断食療法は、当然ですが未熟でした。当時（１９８０年代）は、断食を健康法として行っているところはほとんどなく、参考になる書籍もなく、断食や半断食の内容は自分の勘と経験でやっていくしかありませんでした。医療行為としての断食をやっているところは皆無でした。

私は当初、半断食を患者さんに指導していたのですが、なかなか成果が上がらず、新しい内容を考えてはその方法でやっていただいたりしました。評価されたり、だめだったりの繰り返しが長年続きました。

医療で活用している断食のメニュー（前述）は一つの結論ですが、ここに到達するまでに、１０００回以上は試行錯誤を繰り返したと思います。そして、「これでよい」となったのが今の方法で、最近（６年前）のことです。

当初の未熟な方法でも医療効果はありました。ただ、当時は健康保険を用いて診察をしていたことから、来院される患者さん全員に断食を指導することはとうてい無理でした。私は思い切って1日4~5人だけを診る自由診療でやろうと決意しました。2000年秋のことです。それからは、患者さん一人に1時間半ぐらいかけて、食事の大切さ、断食の必要性、ホルミシスによる温熱の効果、最適なサプリメントの存在などを話したうえで、それらを実行してもらう医療スタイルにしました。

このスタイルをしっかりと行った患者さんは、本当に信じられないほどよく治っていくようになりました。転移がんや末期がんですら治っていくケースが出てきたのには、驚きを通り越して自分自身感動しました。患者さんと手を取り合って喜んだこともしばしばです。

本文にいくつもの症例を紹介しましたが、これらの症例の多くは、今の医学ではありえない奇跡のような症例といえるでしょう。

本書は特に「断食」を主題にしました。しかしながら、今の医学界では断食を認めない医者が多いのも事実です。これは明らかに不勉強です。断食をするとケトン体が出る。そうなると解糖系の約19倍ものエネルギーが出る。このことさえ知らないのです。

アメリカ・シカゴの「Block Cancer Center」というがん専門の病院では、鶴見式三大免疫療法とほぼ同じ治療を行っています。メインは「水断食」です。また、本書の冒頭でも紹介した「TrueNorth Fasting Center」という断食センターでは、参加者にまず「水断食」を行い、その後、半断食法を用いて治しているのです。

「食べないと栄養失調で死ぬぞ」

「食べないと体が弱って、がんは繁殖するぞ」

という医者のセリフ（恫喝）は、大きな間違いです。しかし、日本の医者はいまだにこのレベルです。

欧米では、アロパシー医療からナチュロパシーの医療へとシフトしつつあります。日本の医者も、もっと栄養学を勉強してほしいと願わずにはいられません。原因を追究する⬇原因となるものを除去する⬇細胞や血液など根本から正常化して免疫を上げる。すべての病気治しはこの三つのプロセスから始まります。

皆様にはぜひ、まずは〝三日坊主〟でもよいので、一度断食をやってほしいと思います。そうすれば驚くような効果が得られることでしょう。

２０２１年、秋の好き日　著者

■参考文献

『イラストレイテッド ハーパー・生化学』清水孝雄監訳／丸善出版
『老化は腸で止められた』光岡知足／青春出版社
『無病法（極少食の威力）』ルイジ・コルナロ著、中倉玄喜訳／PHP研究所
『葬られた「第二のマクガバン報告」上・中・下巻』T・コリン・キャンベル著、松田麻美子訳／グスコー出版
『チャイナ・スタディー　葬られた「第二のマクガバン報告」合本版』T・コリン・キャンベル著、松田麻美子訳／グスコー出版
『体が生まれ変わる「ケトン体」食事法』白澤卓二／三笠書房
『運命を拓く』中村天風／講談社
『知らず知らず体内でふえる活性酸素を減らせばガンも老化も防げる』増山吉成／主婦の友社
『ブドウ糖を絶てばがん細胞は死滅する！』福田一典／彩図社
『30日間・食べることやめてみました』榎木孝明／マキノ出版
『世界最新の太らないカラダ』ジェイソン・ファン著、多賀谷正子訳／サンマーク出版
『世界一シンプルで科学的に証明された究極の食事』津川友介／東洋経済新報社
『朝食はからだに悪い』テレンス・キーリー著、野中香方子訳／ダイヤモンド社
『「腸の力」であなたは変わる』デイビッド・パールマター著、白澤卓二訳／三笠書房
『健康寿命120歳説』船瀬俊介／三五館
『3日食べなきゃ、7割治る！』船瀬俊介／ビジネス社

『安保徹の病気にならない三大免疫力』安保徹／実業之日本社
『これからの健康は40代に決まる 今なら間に合う血管・血流は若返る！』板倉弘重／メディア・パル
『老化はなぜ進むのか』近藤祥司／講談社
『長寿の秘密』家森幸男／法研
『「いつものパン」があなたを殺す』デイビッド・パールマター著、白澤卓二訳／三笠書房
『脳にいい食事大全』ミシェル・ショーフロ・クック著、児島修訳／ダイヤモンド社
『世界の医療標準からみた受けてもムダな検査してはいけない手術』室井一辰／洋泉社
『肉好きは8倍心臓マヒで死ぬ』船瀬俊介／共栄書房
『食事のせいで死なないために―食材別編・病気別編』マイケル・グレガー著、神崎朗子訳／NHK出版
『「空腹」こそ最強のクスリ』青木厚／アスコム
『医療大麻の真実』福田一典／明窓出版
『低線量放射線がもたらす長寿と制癌』須藤鎮世／幻冬舎
『医者が教える食事術 最高の教科書』牧田善二／ダイヤモンド社
『大麻草解体新書』大麻草検証委員会編／明窓出版
『波動医療と呼ばれて』堀尾保次、中村元信／PRA臨床応用研究会
『クスリは飲んではいけない⁉』船瀬俊介／徳間書店
『アンチエイジングな脳力』エリック・R・ブレーバーマン著、青木多香子訳／中央アート出版社
『からだを温めると増えるHSPが病気を必ず治す』伊藤要子／ビジネス社
『人は食べなくても生きられる』山田鷹夫／三五館
『ホーリープラント』益戸育江／明窓出版
『アレルギー医療革命』NHKスペシャル取材班／文藝春秋

『スタンフォード式最高の睡眠』西野精治／サンマーク出版
『白澤卓二式100歳まで元気でボケない生き方』白澤卓二／宝島社
『120歳まで若さを保つ法』軽部征夫／朝日出版社
『100歳まで病気にならないスーパー免疫力』ジョエル・ファーマン著、白澤卓二訳／日本文芸社
『大自然の仕組み 放射線ホルミシスの話』藤野薫編／せせらぎ出版
『ジョコビッチの生まれ変わる食事』ノバク・ジョコビッチ著、タカ大丸訳／三五館
『安保徹の病気にならない免疫のしくみ』安保徹／ナツメ社
『免疫革命』安保徹／講談社
『1日大さじ1杯で超簡単！ココナッツオイル健康法』井上浩義／三笠書房
『パンと牛乳は今すぐやめなさい』内山葉子／マキノ出版
『中村天風　怒らない恐れない悲しまない』池田光／三笠書房
『新・動物の「食」に学ぶ』西田利貞／京都大学学術出版会
『ミトコンドリア・ミステリー』林純一／講談社
『できる男は超少食』船瀬俊介／主婦の友社
『大健康力』塩谷信男／ゴルフダイジェスト社
『フィット・フォー・ライフ』ハーヴィー・ダイアモンド、マリリン・ダイアモンド著、松田麻美子訳／グスコー出版
『だれもが100％スリム！常識破りの超健康革命』松田麻美子／グスコー出版
『医者も知らない酵素の力』エドワード・ハウエル著、今村光一訳／中央アート出版社
『LIFE SCIENCE 長生きせざるをえない時代の生命科学講義』吉森保／日経BP
『最強の福音！スーパー酵素医療』鶴見隆史／グスコー出版

『長生きの決め手は「酵素」にあった』鶴見隆史／河出書房新社
『酵素が病気にならない体をつくる！』鶴見隆史／青春出版社
『酵素で腸が若くなる』鶴見隆史／青春出版社
『がん患者とともに命をつなぐ』鶴見隆史／グスコー出版
『「酵素」が免疫力を上げる！』鶴見隆史／永岡書店
『「酵素」の謎』鶴見隆史／祥伝社
『世界の医師が注目する最高の食養生』鶴見隆史／評言社
『食物養生大全』鶴見隆史／評言社
『断食でがんは治る』鶴見隆史／双葉社
『腸スッキリ 細切り寒天健康法』鶴見隆史／かざひの文庫
『長寿遺伝子を解き明かす』レオナルド・ガレンテ／白澤卓二／NHK出版
『Fasting and eating for health St.Martin's Griffin』Joel Fuhrman
『Eat to Love』Joel Fuhrman
『Enzyme Nutrition』Edward Howell,MD.
『The healing Power of Enzymes』Dicqie Fuller,Ph.D.,D.Sc.
『Food Enzymes for Health & Longevity』Edward Howell,M.D.
『The Enzyme Cure』Rita Lee,Ph.D.with Lisa Turner
『Enzyme Therapy Basics』Friedrich W.Dittmar,M.D.and Jutta Wellmann
『Colon Health 』Norman W.Walker,D.Sc.,Ph.D.
『Enzymes & Enzyme Therapy』Dr.Anthony J.Cichoke
『Tissue Cleansing Through Bowel Management』Dr.Bomard Jensen

『An Alternative Medicine Definitive Guide to Cancer』 W.john Diamond,M.D.and W.Lee.Cowden.M.D. with Burton Goldberg

『Menopause Without Medicine』 Linda Ojeda,Ph.D.

『Absorption of Orally Administered Enzymes』 M.I Gardner & K.J.Steffens

《著者略歴》

鶴見 隆史（Dr. Takafumi Tsurumi）

医療法人社団森愛会理事長 鶴見クリニック院長

1948年石川県生まれ。金沢医科大学医学部卒業後、浜松医科大学にて研修勤務。東洋医学、鍼灸、筋診断法、食養生などを研究。西洋医学と東洋医学を融合させた医療を実践。米ヒューストンでディッキー・ヒューラ博士などから酵素栄養学を学ぶ。

病気の大きな原因は「食生活」にあるとして、酵素栄養学に基づくファスティングや機能性食品をミックスさせた独自の医療で、がんや難病・慢性病の治療に取り組み、多くの患者の命を救う。

著書に『スーパー酵素医療』（グスコー出版）、『酵素の謎』（祥伝社）、『酵素がつくる腸免疫力』（大和書房）、『正しい玄米食、危ない玄米食』（かざひの文庫）、『世界の医師が注目する最高の食養生』『食物養生大全』（評言社）などがある。

3days断食

2021年 11月 15日　初版　第1刷　発行

著　者　鶴見 隆史
発行者　安田 喜根
発行所　株式会社 評言社
東京都千代田区神田小川町2-3-13 M&Cビル3F（〒101-0052）
TEL. 03-5280-2550（代表） FAX. 03-5280-2560
https://hyogensha.co.jp
印刷　中央精版印刷㈱

ISBN978-4-8282-0709-4 C0077
定価はカバーに表示してあります。
落丁本・乱丁本の場合はお取り替えいたします。